Wegner · Mißhandelte Kinder

Wolfgang Wegner

Mißhandelte Kinder

Grundwissen und Arbeitshilfen für pädagogische Berufe

Beltz Verlag · Weinheim und Basel

Über den Autor:

Wolfgang Wegner, Jahrgang 1942, Dr. phil. und M.A. Seit 1976 Akademischer Rat für Schulpädagogik an der Universität Hannover. 1994 Initiator und Mitgründer der Deutschen Gesellschaft gegen Kindesmißhandlung und -vernachlässigung.

Lektorat: Richard Grübling

Herstellung: Klaus Kaltenberg
Satz: Satz- und Reprotechnik GmbH, Hemsbach
Druck: Druckhaus »Thomas Müntzer«, Bad Langensalza
Umschlaggestaltung: Federico Luci, Köln
Umschlaggrafik: Zembsch' Werkstatt, München
Printed in Germany

ISBN 3-407-62339-9

Inhaltsverzeichnis

Verzeichnis der Tabellen 9

Einleitung 11

Teil A: Grundwissen

1. Erste Annäherung 18
   1.1 Warum ist es so schwer, genaue Informationen über Kindesmißhandlung zu erhalten? 19
   1.2 Wie kann man dennoch einige genauere Hinweise erhalten? 21
   1.3 Grundsätzliches zu Definitionen 22

2. Was ist (grundsätzlich) eine Mißhandlung? 25

3. Was ist »sexuelle Mißhandlung«? Oder: Klaus M., 27, ein Ungeheuer in der Badewanne? ... 30
   3.1 Der Mensch – ein Wesen mit Sexualität 30
   3.2 Sexuelle Situationen mit Kindern: Sinnliche Erlebnisse...................... 31
   3.3 Sexuelle Situationen mit Kindern: Grauzone............................. 33
   3.4 Sexuelle Situationen mit Kindern: Grenzüberschreitung.................... 33
   3.5 Sexuelle Situationen mit Kindern: Mißhandlung............................ 35

4. Was ist »körperliche/psychische Mißhandlung«?
Oder: Stefanie S., 29, Rabenmutter? 38
4.1 Die psychologische Situation bei Belohnung und Strafe 40
4.2 Belohnung und Strafe mit gezinkten Karten: Grauzone.............................. 42
4.3 Belohnung und Strafe: Grenzüberschreitung.. 43
4.4 Belohnung und Strafe: Mißhandlung 45

5. Was ist »Vernachlässigung«?
Oder: Friedrich R., 31, asozial?.................. 48
5.1 Vernachlässigung: Schwierigkeiten mit Nichtverhalten 49
5.2 Vernachlässigung: Selbstschutz von Eltern.... 50
5.3 Vernachlässigung: Grauzone 52
5.4 Vernachlässigung: Schädliche Beliebigkeit.... 53

6. Ist das alles? 56

7. Welche Mißhandlung ist am schlimmsten? 60
7.1 Psychische Mißhandlung als Anteil jeder Mißhandlung................................ 60
7.2 Erlittene eigene Mißhandlung und Karriere als Täter bzw. Opfer 62
7.3 Verantwortung und Schuld – oder: Sind Täter auch nur Opfer? 66

8. Wie wird man zum Mißhandler: Theorien der Mißhandlung.................................. 69
8.1 Theorien körperlicher/psychischer Mißhandlung................................ 69
8.2 Theorien sexueller Mißhandlung........... 77

9. Häufigkeit von Mißhandlung..................... 94
9.1 Art der sexuellen Mißhandlung............ 97
9.2 Merkmale der Täter........................ 99

9.3 Merkmale sexueller Mißhandlung........... 101
9.4 Risiken sexueller Mißhandlung............. 103
9.5 Zusammenfassung der Ergebnisse: Wie groß ist das Risiko sexueller Mißhandlung für Jungen und Mädchen?..................... 107
9.6 Häufigkeit anderer Mißhandlungsformen.... 113
9.7 Schätzung der Gesamthäufigkeit aller Mißhandlungsformen.......................... 115

Teil B: Früherkennung, Aufdeckung und Intervention

10. Vorgehen bei Verdacht auf körperliche Mißhandlung................................ 120
10.1 Nichtverbale Zeichen körperlicher Mißhandlung.......................... 120
10.2 Systematische Handlungsanweisung bei Verdacht auf körperliche Mißhandlung...... 125

11. Vorgehen bei Verdacht auf sexuelle Mißhandlung.. 145
11.1 Symptome........................... 145
11.2 Aufdeckungsprobleme, wenn körperliche Mißhandlungsspuren fehlen................ 147
11.3 Nichtverbale Hinweise auf Mißhandlung..... 150
11.4 Zusammenfassung...................... 159

12. Aufdeckung und Intervention................ 162
12.1 Vorüberlegungen...................... 162
12.2 Bereitschaft, dem Kind zu glauben.......... 163
12.3 Bedeutung des Lehrers als Vertrauensperson des Kindes........................... 165
12.4 Erhärtung des Verdachts................. 167
12.5 Rechtsintervention als Unterstützung oder Voraussetzung einer therapeutischen Intervention........................... 183

12.6 Der (angebliche) Mißbrauch mit dem Mißbrauch: Recht gegen Kinderschutz 189
12.7 Zusammenfassung und Grundsätze 192

Teil C: »Kindesmißhandlung« als Unterrichtsthema

13. Prävention durch Verhaltenstraining 196
13.1 Prävention – Grundsätzliche Überlegungen .. 196
13.2 Prävention mit Kindern. 197
13.3 Gefahren bei der Prävention mit Kindern 199
13.4 Hinweise für den Einsatz von Präventionsmaterial 202

14. Prävention vor sexueller Mißhandlung durch Sexualerziehung 206

15. Planungshilfe für eine Unterrichtseinheit »Kinderschutz«............................. 215
15.1 Das ist doch kein Thema! Oder ...? 215
15.2 Zur Sache! (Ziele) 226
15.3 Methoden 244

Anhang

Mißhandlungsrisiko durch Verwandte............... 248

Literaturverzeichnis 250
Literatur für den vorliegenden Text 250
Weitere wichtige Fachliteratur zum Thema Kindesmißhandlung............................... 254
Medien und Texte für den Unterricht 258
Informationsquellen und Literaturlisten 259

Verzeichnis der Tabellen

Tabelle 1	Häufigkeit sexueller Mißhandlung im internationalen Vergleich	95
Tabelle 2	Häufigkeit verschiedener Mißhandlungsformen	98
Tabelle 3	Kumulative Darstellung des Beginns sexueller Mißhandlung	98
Tabelle 4	Altersdifferenz Täter/Opfer	99
Tabelle 5	Grad der Bekanntschaft bzw. Verwandtschaft Täter/Opfer	100
Tabelle 6	Häufigkeit penetrativer Mißhandlungsformen	101
Tabelle 7	Häufigkeit von Gewaltanwendung	101
Tabelle 8	Zeitraum der Mißhandlung	102
Tabelle 9	Zeitraum der Mißhandlung (ohne Fremdtäter)	102
Tabelle 10	Heimlichkeit der Mißhandlung	103
Tabelle 11	Mißhandlungswahrscheinlichkeit, bezogen auf Verfügbarkeit »potentieller Mißhandler«	106
Tabelle 12	Häufigkeit von Kindesmißhandlung in einer Stichprobe »unauffälliger« Untersuchungsteilnehmer	114
Tabelle 13	Formen von Kindesmißhandlung in einer Stichprobe mißhandelter Untersuchungsteilnehmer	114

Einleitung

»Kindesmißhandlung« – ein äußerst komplexes Thema. Wer sich als Lehrer(in)[1] darauf einläßt, gerät leicht in ein ähnliches Fahrwasser wie Mediziner, Therapeuten, Sozialpädagogen oder Sozialarbeiter, die ab ca. 1975 auf das bis dahin für äußerst selten gehaltene Phänomen der sexuellen Mißhandlung aufmerksam wurden und dann Jahr für Jahr neue, als sensationell empfundene »Entdeckungen« machten.

Meinte man zunächst, daß einige frühentwickelte Mädchen (»Lolitas«) sich älteren Männern in einer sexuellen Weise näherten, der diese Männer nichts entgegenzusetzen hatten, zeigte sich allmählich, daß es sich wohl doch anders verhielt: Die Männer hatten sich genähert. Dann wurde immer deutlicher, daß in sehr vielen Fällen zum Zeitpunkt der Entdeckung die sexuelle Beziehung schon jahrelang andauerte – bis die Öffentlichkeit entsetzt zur Kenntnis nehmen mußte, daß der Beginn sehr häufig bereits in der Vorschulzeit lag.

Das paßte zu feministischen Erkenntnissen, die in jenen Jahren sehr intensiv diskutiert wurden: Daß machistische Männer Macht über Frauen ausüben und diese unter bestimmten Umständen rücksichtslos ausbeuten – bis hin zu Gewalttätigkeit in Beziehungen und Vergewaltigung in der Ehe. Die Gründung von Frauenhäusern war eine Reaktion darauf. Jetzt schien sich zu zeigen, daß diese Männer nicht einmal vor kleinen Mädchen haltmachten, was auch damit zu belegen war,

1 Als Sammelform soll die männliche Form verwendet werden. Wenn besonders hervorgehoben werden soll, daß Männer *und* Frauen betroffen oder gemeint sind, wird das durch gemischte Formen wie »Lehrer(in)«, »Lehrer/in«, »Lehrerinnen und Lehrer« gekennzeichnet.

daß die *geschlagenen* Frauen, die in Frauenhäusern Schutz suchten, sehr häufig von geschlagenen und übel zugerichteten Kindern begleitet wurden.

Nur folgten dann Beobachtungen, nach denen Jungen ebenfalls sehr häufig sexuell mißhandelt werden, vor allem kleine Jungen nicht seltener als kleine Mädchen. Auch förderte die Auseinandersetzung mit der Lebensgeschichte von Mißhandlern zutage, daß diese sehr häufig ehemals mißhandelte Kinder waren – nicht unbedingt sexuell mißhandelte, obwohl das auch nicht selten vorkam. Als Kinder unerwünschte, vernachlässigte, geprügelte und/oder vergewaltigte Männer stellten nicht gerade das Urbild des Machos dar, der die Rechte von Frauen und Kindern rücksichtslos übergeht – eher ganz schwache Persönlichkeiten, die einen Rest von Selbstachtung zu bewahren suchten, indem sie noch schwächeren antaten, was sie selbst nie zu verarbeiten geschafft hatten.

Als dann noch Erkenntnisse gesammelt werden konnten, daß immer mehr Kinder und Jugendliche mit Handlungen auffällig werden, die bei Erwachsenen »Mißhandlung« genannt würden, und daß auch Frauen in nennenswerter Zahl mißhandeln, hieß es endgültig von unkritischer Empirie und vereinfachenden Erklärungen Abschied nehmen. Weder die »gesellschaftlichen Zustände« noch Rollenstereotype, Klassenunterschiede oder, wie bis in die 80er Jahre vielfach angenommen wurde, kriminelle Veranlagung, Verwahrlosung durch Suchtmittelmißbrauch konnten das massenhafte Vorkommen sexueller und sonstiger Mißhandlung erklären. Es schien sich um ein sehr komplexes Phänomen zu handeln, das sich aus der Perspektive von Ärzten, Jugendämtern, Beratungsstellen und Therapeuten jeweils ganz verschieden darstellt.

Dieser Text berücksichtigt das. Es soll gar nicht erst der Versuch gemacht werden, über »Kindesmißhandlung« umfassend aufzuklären und eine Art Kompendium oder Handbuch herzustellen. Statt dessen soll die Perspektive des Lehrers eingenommen werden, der versuchen will, »Kindesmißhandlung« als wichtiges Thema in seinem Unterricht zu berücksichtigen, und der sich damit auseinandersetzen muß, daß in seinen Schulklassen mißhandelte Kinder sitzen, daß sich unter Eltern und Kollegen Mißhandler befinden und daß er/sie selbst mit ziemlich hoher Wahrscheinlichkeit von Mißhandlung in der einen oder anderen Weise betroffen war/sein wird – wenn er sich dessen zur Zeit vielleicht auch gar nicht bewußt ist oder dieses Ansinnen weit von sich weist.

- Zunächst soll darum *Grundwissen* vermittelt werden.
- Dann geht es um die Frage, wie Lehrer/innen auf mißhandelte Kinder in ihrer Klasse aufmerksam werden können und welche *Reaktionsmöglichkeiten* es gibt.
- Schließlich soll das *unterrichtliche Umgehen* mit dem Thema »Kindesmißhandlung« untersucht werden, wobei vor allem berücksichtigt wird, daß sich wahrscheinlich frühere/gegenwärtige/künftige Opfer unterschiedlicher Formen von Mißhandlung in der Klasse befinden.

Berücksichtigt werden in dieser Arbeitshilfe alle Formen von Mißhandlung, allerdings mit dem Schwerpunkt sexueller Mißhandlung. Der Grund ist die größere Beunruhigung, die derzeit von diesem Thema ausgeht, aber auch die intensivere Auseinandersetzung in der Öffentlichkeit und Fachöffentlichkeit. Umfangreiches und fast unübersehbares Material existiert darum zur Zeit fast nur zu »sexueller Mißhandlung«. Das ist sehr bedauerlich, vor allem für die Opfer nichtsexueller Mißhandlungsformen, die absolut vergleichbare Entwicklungsstörungen und Persönlichkeitsschäden erleiden, ohne daß zu ihrer Unterstützung bislang vergleichbare Ressourcen bereitgestellt würden. Dieser Mangel ist jedoch nur mittel- oder langfristig auszugleichen. Die vorliegende Arbeitshilfe kann das nur ansatzweise leisten, indem alle Mißhandlungsformen so weitgehend berücksichtigt werden, wie es dem derzeitigen Kenntnisstand entspricht.

Läßt man sich auf eine Auseinandersetzung mit dem Thema »Kindesmißhandlung« ein, fühlt man sich nach einiger Zeit oft frustriert und verunsichert. Das hängt mit der inneren Struktur des Themas zusammen. Je tiefer man einsteigt, um so komplexer wird es:

- Vielleicht erscheint es einem zuerst als *juristisches Problem*, dem man eventuell mit Gesetzesänderungen begegnen könnte.
- Dann denkt man vielleicht auch an einen geeigneten *Strafvollzug* für Täter und an Therapiemaßnahmen – um das Rückfallrisiko zu verringern.
- Unversehens erscheint ein *Problem der Rechtsprechung* – wenn man nämlich erfährt, daß es selbst in angezeigten Fällen zu kaum 10% Verurteilungen kommt und daß ein Strafverfahren die Lage der Opfer in sehr vielen, nach Ansicht mancher Fachleute in der Mehrzahl der Fälle erheblich verschlechtert.
- Stellt sich heraus, daß gerade in schweren Fällen von Kindesmißhandlung Opfer und Täter meistens im engsten Lebenszusammenhang stehen und das *Opfer* bis zuletzt *lügt*, um den Täter vor seiner gerechten Straße zu schützen, ahnt man, daß es sich wohl auch um ein *psychologisches Problem* handeln könnte.
- Vielleicht muß man auch erfahren, daß mißhandelte Kinder oft sehr problematische Persönlichkeiten sind, die für ihre Mitmenschen, zu denen auch ihre Lehrer zählen, oft kaum erträglich sind. Damit wird »Kindesmißhandlung« zu einem *pädagogischen Problem* – vielleicht lesen Sie darum in dieser Arbeitshilfe.
- Diese schwierigen Kinder werden mit der Zeit leider nicht einfacher, sondern eventuell sogar schwieriger. Als Erwachsene haben sie oft sehr große Probleme, sich im Leben zurechtzufinden. Sie stellen dann einen großen Anteil der psychisch erkrankten Menschen, der Suizidalen, der Süchtigen, der Prostituierten und wahrscheinlich auch der Kriminellen. Und schließlich rekrutieren sich aus dieser Zahl überdurchschnittlich viele Menschen, die Kinder mißhan-

deln. Dann haben wir es mit einem *sozialpsychologischen oder sozialpädagogischen Problem* zu tun.

- Wenn sich auch noch herausstellt, daß 10% oder 30% oder vielleicht sogar 40% aller Menschen in diesem Land betroffen sind, handelt es sich endgültig um ein *gesellschaftliches Problem*.
- Und wenn Ihnen nach und nach dämmert, daß Sie selbst in der einen oder anderen Phase Ihres Lebens auch betroffen waren,
  - als Kind, das Gewalt erlitt und dann vielleicht auch schon gewalttätig war (das aber seit langer Zeit völlig vergessen hatte) und
  - als Erwachsene(r), der/die Gewalt erleidet und anwendet (was er/sie fast unmittelbar umdeutet und in wenigen Tagen fast vollständig vergißt), ahnen Sie, daß es sich um *Ihr Problem* handeln könnte!

Das sind viele Probleme, die nicht alle zur gleichen Zeit bearbeitet werden können. Viele Themen kommen in dieser Arbeitshilfe *nicht* vor oder werden z.T. nur kurz gestreift. Zum Beispiel die Theorie der Übertragung und Gegenübertragung, Verleugnungsarbeit, Traumaarbeit und sogar die Folgen der Mißhandlung – alles sehr wichtige Themen im Zusammenhang mit »Kindesmißhandlung«. Das gilt auch für den sehr wichtigen Bereich der Beratung oder Therapie *nach Aufdeckung von Mißhandlung* – aber aus anderen Gründen: Mit diesem sehr wichtigen Thema sollten sich nur Lehrer mit einer besonderen Ausbildung, z.B. in Kinder- und Jugendlichenpsychotherapie oder eventuell als Beratungslehrer, befassen. Es bleibt viel mehr unerwähnt, als angesprochen wird.

Wenn es demnach zum Thema »Mißhandlung« verschiedene und berufsspezifische Zugänge geben kann, gibt es dennoch eine wichtiges und grundsätzliches Ziel jeder Beschäftigung mit dieser Thematik. Das ergibt sich aus folgender Fragestellung: Wenn Kindesmißhandlung sehr häufig ist – wo sind dann die mißhandelten Kinder? Und wo sind die Mißhandler?

Ich will zur Bestimmung dieses Ziels eine Metapher zu Hilfe nehmen: Sie und Ihre Kollegen – eine kleine Gruppe von fast 20 Menschen; oder wenn es sich um ein großes Schulsystem handelt, eine große Gruppe von 150 oder 200 Menschen – stehen am Fenster des Lehrerzimmers und schauen raus:

- Wenn unter diesem Fenster zehn erwachsene Personen vorbeigehen, könnten Sie abzählen:
  1, 2, 3, 4, 5 *wurde niemals mißhandelt.*
  6, 7, 8, 9, 10 *wurde als Kind mißhandelt.*
  (Sie können auch beliebige andere Zahlen einsetzen.)
- Dann zählen Sie weiter:
  11, 12, 13, 14, 15 *mißhandelt nie ein Kind*
  16, 17, 18, 19, 20 *mißhandelt(e) (ein) Kind(er) oder wird es noch tun.*

Draußen gehen also *die Mißhandler* vorbei und *die Mißhandelten*, vielleicht in Personalunion. Hier drinnen sind die – ja wer wohl? – *die Helfer*. Bereits jetzt aktive oder künftige Helfer.

Das grundsätzliche Ziel lautet, daß wir auch die Mißhandler und die Mißhandelten hereinholen, in die Schule, in Fortbildungsveranstaltungen oder ... Ihre (und meine!) Wohnung, Ihr (und mein) Arbeitszimmer, den Raum, in dem wir uns gerade befinden.

Teil A
Grundwissen

1. Erste Annäherung

Über Kindesmißhandlung kann man erstaunliche Dinge aus der Zeitung, im Rundfunk oder im Fernsehen erfahren. Da sollen *1/3 aller Kinder* sexuell mißhandelt werden, die meisten von ihrem Vater oder Stiefvater, *also 33%*. Andere Kinder werden geschlagen – rechnen wir dafür *noch einmal* mit *20%*. Dazu kommt die seelische Mißhandlung von Kindern, wenn diese von ihren Eltern verächtlich behandelt und ständig »runtergemacht« werden – *noch einmal 20%*. Und natürlich die Vernachlässigung – und nicht nur aus Armut. Man spricht ja heute sogar von einer Wohlstandsvernachlässigung, wenn wohlhabende Eltern sich um ihre Kinder nicht kümmern und diese bis in die Nacht auf sich selbst gestellt sind oder von Angestellten nur körperlich versorgt werden – *noch einmal 20%*.

Selbst wenn man diese Zahlen nicht einfach addiert, da viele Kinder auf mehrfache Weise mißhandelt werden, kann man zu der Schlußfolgerung kommen, daß *die Familie der gefährlichste Ort der Welt* sein muß – weit gefährlicher als die Drogenmeilen der Großstädte oder als Mafiaorganisationen, von denen doch immer nur ein relativ kleiner Prozentsatz der Bevölkerung betroffen ist.

Solche und ähnliche Zahlen werden ständig, täglich, wiederholt – und sind doch offensichtlicher *Unsinn*! Wem das plötzlich bewußt wird, könnte und müßte dann vielleicht sehr *nachdenklich* werden:

- Ist das nicht schrecklich! Das Thema ist so wichtig – und wird zur Meinungsmache mißbraucht!

- Wird dadurch nicht alles entwertet, bis sich schließlich die Überzeugung durchsetzen kann: Alles nur aufgebauscht – alles nicht so schlimm (was seit einiger Zeit unter dem Stichwort »Mißbrauch mit dem Mißbrauch« tatsächlich geschieht)!
- Wird da vielleicht Wissenschaft mit Werbung verwechselt – und in der Werbung wird ständig maßlos übertrieben.

Jemand hat diese *Zahlen erfunden* oder vielleicht eine »Untersuchung« nicht ganz durchschaut und die Ergebnisse falsch oder im eigenen Interesse interpretiert – und weil sie gut in die (damalige) Welt paßten, wurden sie von da an ständig zitiert. Somit entwickelten sie ein Eigenleben, bis sie nach einigen Jahren zu einem (fast) unumstößlichen Faktum wurden – und wer Zweifel äußert, sieht sich leicht in die Ecke der Kinderfeinde gedrängt. Wenn Sie aber jemanden fragen, woher er das weiß, wird er auf irgendwelche »Untersuchungen« verweisen – die er aber leider nicht kennt.

Tatsächlich weiß bis heute niemand, wieviel Kinder mißhandelt werden! Und z.B. für Deutschland-West gibt es bisher kaum eine Handvoll »Untersuchungen«, die wenigstens Teilbereiche aufklären; für Deutschland-Ost ist mir nur eine einzige bekannt.

1.1 Warum ist es so schwer, genaue Informationen über Kindesmißhandlung zu erhalten?

Wie kann man überhaupt herausbekommen, wieviel Kinder mißhandelt werden?

- Eigentlich müßten die betroffenen Kinder befragt werden. Aber:
  - Sie können ja nicht hingehen und ein Kind fragen, ob es mißhandelt wird! Sie müßten erst die Eltern um Erlaubnis bitten. Eltern, die ihr Kind mißhandeln, werden die

Erlaubnis nicht erteilen. Aber – sehr viele Eltern, die ihr Kind gut behandeln, werden ihr Kind vor diesen Fragen schützen wollen und ebenfalls keine Erlaubnis erteilen.

- Wenn Sie ein Kind doch fragen, wird es vielleicht nicht die Wahrheit sagen! Wer mißhandelt, verbietet dem Kind, über die Mißhandlung zu sprechen, unter Androhung schlimmster Sanktionen.
- Wenn das Kind sehr klein ist, kann es vielleicht die Frage nicht verstehen, oder es kann noch gar nicht sprechen.
- Wenn das Kind doch mit Ihnen spricht und auch bereit ist, wahrheitsgemäß zu antworten, hat es vielleicht noch nie etwas anderes kennengelernt und hält für ganz normal, was es täglich erlebt – auch wenn es sich um schlimme Mißhandlungen handelt.

Diese Möglichkeit fällt also leider weg.

- *Man könnte auch Erwachsene danach fragen, ob sie Kinder mißhandeln.* Aber diese Möglichkeit scheidet sofort aus: Die Erwachsenen würden nicht die Wahrheit sagen, auch nicht, wenn man ihnen völlige Anonymität zusicherte.
- *Einige Formen von Kindesmißhandlung sind strafbar (bei weitem nicht alle!). Man könnte also die Kriminalstatistik zu Rate ziehen.* Dann stellt man aber fest, daß in jedem Jahr nur einige tausend Mißhandlungen angezeigt werden – und bei weitem nicht alle Anzeigen führen auch zu einer Verurteilung. Das kann nicht verwundern:
  - Mißhandelt wird hinter verschlossenen Türen und ohne Zeugen. Was wissen wir schon, was in der Wohnung unserer Nachbarn vor sich geht, wenn es nicht gerade mit Krach verbunden ist?
  - Es könnte höchstens jemand bei der Mißhandlung überrascht worden sein, z.B. von seiner vorzeitig zurückkehrenden Ehefrau – aber wird diese ihren Mann dann anzeigen, mit allen schrecklichen Folgen, wie Verlust des Ansehens für die ganze Familie, Verlust der Wohnung, des Arbeitsplatzes, Heimeinweisung des Kindes, vielleicht Scheidung ohne Unterhalt?

- Selbst wenn das Kind sich offenbart – könnte es nicht lügen? Dann steht Aussage gegen Aussage. Und wem soll man mehr glauben? Einem 6jährigen Kind oder einem Erwachsenen, der vielleicht sogar besonders angesehen ist?

Die Kriminalstatistik hilft also auch nicht weiter. Es spricht zu viel dafür, daß wir es hier nur mit der Spitze eines Eisbergs zu tun haben, mit den wenigen Mißhandlungen, die durch einen seltenen Zufall doch ans Licht gekommen sind.

1.2 Wie kann man dennoch einige genauere Hinweise erhalten?

Dann bleibt nur eine Möglichkeit: Man muß Menschen fragen, die von ihrem Mißhandler nichts mehr zu befürchten haben, also Erwachsene, nach den Erlebnissen in ihrer Kindheit. Dann gibt es immer noch genügend Probleme:

- *Vielleicht möchten einige Erwachsenen gerade an besonders schmerzliche Erlebnisse aus ihre Kindheit nicht mehr erinnert werden und lehnen deshalb ab, darüber zu sprechen.* Oder schlimmer – um in Ruhe gelassen zu werden, sagen sie nur: Ja, ja, alles in Ordnung.
- *Und wer sagt denn, daß Erwachsene sich erinnern können?* Vor dem 3. oder 4. Lebensjahr haben die meisten Menschen alles oder fast alles vergessen – und wenn die Mißhandlungen gerade in dieser Zeit stattfanden? Für manche Mißhandlungsformen ist es geradezu typisch, daß sie in der frühen Kindheit stattfinden.
- *Selbst wenn ein Erwachsener sich erinnert – vielleicht ist alles ganz undeutlich, und er kann nichts richtig beschreiben oder benennen.* Stellen Sie sich vor, daß ein Mißhandler in vielen Nächten, wenn das Kind schläft, im verdunkelten Zimmer, ins Bett des Kindes kriecht und sich an dem Kind befriedigt.

Woher soll das Kind wissen, was geschehen ist? Vielleicht erinnert es sich später, wenn es selbst erwachsen ist, nur daran, daß es lange Zeit unter schrecklichen Alpträumen gelitten hat oder daß es sich nachts immer vor Gespenstern gefürchtet hat.

- *Sogar wenn er sich erinnert, bleibt immer noch die Frage: Was ist eigentlich eine Mißhandlung?* Fragt man zehn verschiedene Menschen, erhält man leicht zehn verschiedene Antworten! Oder nimmt man eine vergleichbare Situation (z.B. ein Kind wird geohrfeigt; ein Exhibitionist entblößt sich vor dem Kind; ein älterer Bruder zeigt dem Kind Pornos; ein Kleinkind wird stundenlang in der Wohnung allein gelassen), gibt es äußerst unterschiedliche Ansichten, ob es sich dabei um eine Mißhandlung oder um ein unschädliches, vielleicht sogar normales Erlebnis handelt. Wie soll man unter diesen Umständen die Antworten vergleichen?

Dazu kommt noch: *Ich erfahre nichts über die gegenwärtige Situation, sondern über die Vergangenheit.* Je nachdem, wie alt die befragten Menschen sind, über eine 80 oder nur zehn Jahre zurückliegende Vergangenheit. Aber aktuellere Zahlen erhalte ich nie!

1.3 Grundsätzliches zu Definitionen

Ob ich eine Handlung als »Mißhandlung« einstufe, hängt wesentlich von der Art meiner Definition ab. Es gibt grundsätzlich zwei verschiedene Möglichkeiten.

1.3.1 Normative Definitionen

In normativen Definitionen werden Rechtsnormen vertreten, oder sie stehen in der Tradition der Menschenrechtsbewegung. Mißhandlung wird dann als Konvention definiert, d.h. relativ beliebig.[2] Daraus folgt vielfach, daß auch einmalige oder relativ harmlose Übergriffe von der Definition erfaßt werden können. In Deutschland ist es ein sexueller Übergriff und auch strafbar, wenn ein Exhibitionist vor Kindern onaniert oder wenn ein Erwachsener zuläßt, daß Kinder pornographische Hefte in die Hand bekommen. Nach der schwedischen Gesetzgebung gehört dazu jede Form körperlicher und seelischer Übergriffe gegen ein Kind, z.B. jede Ohrfeige und jede kränkende Bemerkung.

Sie erkennen sicher das Problem normativer Definitionen von Mißhandlung: Wahrscheinlich wird fast jedes Kind im Verlauf seiner Sozialisation gelegentlich körperlichen, seelischen oder sexuellen Übergriffen ausgesetzt sein, die nach ihrem Charakter Normverletzungen darstellen. Der Prozentsatz mißhandelter Kinder kann dann leicht gegen 100 gehen.

1.3.2 Pädagogisch-psychologisch-medizinische Definition = deskriptive »Gesundheitsdefinition« von Mißhandlung

Wenn man Mißhandlung unter dem Gesichtspunkt negativer Folgen für Kinder untersucht, wird man eine Definition verwenden müssen, in der beschrieben wird, unter welchen Bedingungen eine Interaktion solche Folgen, d.h. eine Beeinträchtigung der Entwicklung bzw. Gesundheit (im weiteren Sinne) von Kindern, hervorbringt. Eine deskriptive (beschreibende) Definition berücksichtigt pädagogische, psychologische und medizinische Befunde bei Kindern und könnte kurz

---

2 Vgl. z.B. die »UN-Konvention über die Rechte des Kindes« vom 20.11.1989. Der vollständige Texte einschließlich Entstehungsgeschichte und Kommentierungen ist Dorsch 1994 zu entnehmen. Direkt mit Kindesmißhandlung befaßt sich Artikel 19, S. 386. Demnach ist »das Kind vor jeder Form körperlicher oder geistiger Gewaltanwendung, Schadenszufügung oder Mißhandlung, vor Verwahrlosung oder Vernachlässigung, vor schlechter Behandlung oder Ausbeutung einschließlich des sexuellen Mißbrauchs zu schützen«.

als »Gesundheitsdefinition« von Mißhandlung bezeichnet werden. *Man kommt dann zu sehr unterschiedlichen Einschätzungen.*

Ob z.B. die Beobachtung eines Exhibitionisten, die Pornographie, die Ohrfeige oder eine kränkende Bemerkung für Kinder schädlich ist, wird stark von den Umständen, früheren Erfahrungen des Kindes und in vielen Fällen (nicht im Fall des Exhibitionisten!) auch von den Motiven des Erwachsenen abhängen. Bei Verwendung einer Gesundheitsdefinition handelt es sich also eventuell nicht um Mißhandlung.

Und umgekehrt: Unterlassungen können mittels normativer Definitionen nur schwer erfaßt werden, vor allem wenn es sich um qualitative Merkmale handelt. Vernachlässigung als Mangel an medizinischer Versorgung oder Ernährung ist quantifizierbar und kann Gegenstand einer normativen Definition sein – was sich aber in der Praxis sogar in krassen Fällen als sehr schwierig erweist. Wenn einem Kind jedoch durch Jahre jede Anerkennung oder jede liebevolle Zuwendung versagt wird, handelt es sich um qualitative Merkmale von Beziehungen, die nicht normierbar und somit in normativen Definitionen von Mißhandlung nicht erfaßbar sind und folglich auch nicht erfaßt werden. Diese negativen Erfahrungen können für das Kind aber schlimmste Folgen haben, z.B. für seine Beziehungs- und/oder Arbeitsfähigkeit bis hin zu massiver Suizidgefährdung. Nach einer Gesundheitsdefinition könnte hier sogar eine schwere Kindesmißhandlung vorliegen!

2. Was ist (grundsätzlich) eine Mißhandlung?

»Die Würde des Menschen ist unantastbar.« Das ist der erste, sehr ernste, schwerwiegende und altertümliche Satz des Deutschen Grundgesetzes[3] – und das ist auch *unser* Thema. Mißhandlung kann sehr verschieden geschehen – immer verletzt ein Mensch die Würde eines anderen Menschen.

Manchmal geschieht das, indem dieser gar nicht als menschliches Wesen wahrgenommen wird, sondern wie ein Gegenstand, den man beliebig hervorholen oder für längere Zeit oder sogar für immer in eine Ecke werfen kann oder auf den Müllplatz. In anderen Fällen wird die »Grenze« eines Menschen überschritten. Das ist eine neue und verwirrende Metapher und darum beliebt in der modernen Ratgeberliteratur. Verwirrend, weil *Grenze* an die Körperoberfläche denken läßt, während *psychische* Grenzen gemeint sind. Jeder Mensch hat Vorstellungen von sich selbst: wie er aussieht, über welchen materiellen Besitz und über welche Eigenschaften er verfügt, welche Einstellungen er hat, welchen Erfolg und welche Beziehungen zu anderen Menschen. Zugleich sieht er das Gesicht und den Besitz, die Eigenschaften, Einstellungen, den Erfolg und die Beziehungen der anderen. Zwischen den eigenen Merkmalen und denen der anderen verläuft die psychische Grenze, die hier gemeint ist.

Wenn die Beliebigkeit des Umgangs bzw. die Überschreitung psychischer Grenzen eines Kindes durch einen Erwach-

3 Grundgesetz für die Bundesrepublik Deutschland vom 23. Mai 1949, I. Die Grundrechte, Artikel 1(1).

senen[4] erfolgt, der für das Kind[5] eigentlich verantwortlich ist, und dieser

- *rücksichtslos* (d.h., dieser hat nur die Erfüllung seiner eigenen Bedürfnisse im Sinn und übergeht die des Kindes rücksichtslos) und
- *verantwortungslos* (d.h., der Erwachsene hat nur seine eigenen Schutz und seine eigenen Interessen im Sinn und vernachlässigt den Schutz und und die Interessen des Kindes in unverantwortlicher Weise) und (in den meisten Fällen[6])
- *gewaltsam* (d.h., er wendet physische oder psychische Gewalt an, einschließlich Verführung und Manipulation)

vorgeht, erlebt sich das Kind in dieser Situation als

- *machtlos* (d.h., es kann dies aktuelle Situation oder sein gesamtes Schicksal in keiner Weise beeinflussen oder kontrollieren) und/oder
- *hilflos* (d.h., niemand hilft ihm, bzw. es kann sich nach einiger Zeit auch nicht mehr vorstellen, daß jemand ihm helfen könnte) und/oder
- *wertlos* (d.h., es wird behandelt, als wenn es völlig wertlos wäre).

---

4 Oft liegt auch nur ein *relatives* Gefälle vor. Dann können ältere Jugendliche und sogar Kinder tendenziell zu Mißhandlern werden. Gerechtfertigt ist die Rede von »mißhandelnden Kindern« aber nur, wenn diese für ihre Taten auch (teilweise) verantwortlich gemacht werden können. Da es sich dabei wohl ausnahmslos um verwahrloste oder mißhandelte Jugendliche und Kinder handelt, halte ich diesen Sprachgebrauch für ziemlich irreführend. Es handelt sich wohl eher um traumatisierte junge Menschen, die ihre erlittenen Verletzungen ausagieren.

5 Das gilt hier und im folgenden Text grundsätzlich genauso für erwachsene Menschen, wenn diese wegen einer Behinderung oder Krankheit oder wegen ihrer faktischen Abhängigkeit von einem anderen Menschen nur teilweise oder gar nicht eigenverantwortlich handeln können.

6 Diese Einschränkung bezieht sich auf Mißhandlung durch Unterlassungen. Ob man diese ebenfalls als »gewaltsam« betrachtet, hängt von dem Gewaltbegriff ab, der hier aber nicht diskutiert werden soll.

Wenn der Erwachsene dann

- die gesamte *Situation uminterpretiert* (d.h., in einer unzutreffenden Weise erklärt) und/oder
- die *Wahrnehmung des Kindes manipuliert* (d.h., es werden ihm falsche »Tatsachen« oder ein anderer Ablauf der Geschehnisse vorgespiegelt) und/oder
- wenn er es zur *Geheimhaltung* verpflichtet,

kann das Kind diese gravierenden Erfahrungen psychisch nicht verarbeiten.

Diese Art der Grenzüberschreitung und Verletzung der menschlichen Würde nennt man *Kindesmißhandlung*, wenn dadurch

- die *Entwicklung* eines Kindes *zur persönlichen Autonomie unterbrochen* wird und/oder
- es sogar auf *frühere Entwicklungsphasen* zurückgeworfen wird und/oder
- es erhebliche *seelische Schäden* erleidet (ganz abgesehen von körperlichen Schäden, Ängsten, sozialen Störungen und dergleichen, die das Kind in sehr vielen Fällen erleidet, jedoch nicht in jedem Fall).

Das *subjektive Erleben des Kindes* ist dagegen eher nachgeordnet. Es könnte auch eine Mißhandlung sein, wenn das Kind die Handlung als ganz »normal« oder sogar positiv empfindet.[7]

Diese Definition gilt auch, wenn ein verantwortlicher Erwachsener die Kontrolle über seine Handlungen verliert und die Grenzen des Kindes in diesem unkontrollierten Zustand überschreitet, zumindest wenn er sich selbst in diese Lage bringt, z.B. durch Suchtmittelmißbrauch.

---

7 Ein Beispiel dafür ist die Geschichte von Annabelle, die den Sex mit ihrem Daddy so wunderbar findet und auch kaum erwarten kann, daß er sie wieder an seine Freunde verkuppelt. Vgl. Armstrong 1985, S. 132–156. Die Umkehrung gilt natürlich nicht! Negative Empfindungen des Kindes gehören zu den wichtigsten Hinweisen!

Verantwortlich in diesem Sinne ist ein Erwachsener auch, wenn er dem Kind zwar zunächst fremd ist, sich aber in das Vertrauen des Kindes einschleicht, bevor er dessen psychische Grenzen überschreitet.

Der erhebliche (psychische) Schaden für das Kind ist ein wichtiges Merkmal dieser allgemeinen Definition von »Kindesmißhandlung«. Typischerweise tritt dieser Schaden hauptsächlich durch die ständige Wiederholung der Mißhandlung ein. *Einmalige* Übergriffe sollte man demnach nur dann als »Kindesmißhandlung« bezeichnen, wenn die Folgen für die weitere Persönlichkeitsentwicklung des Kindes wahrscheinlich sehr gravierend sein werden. Das ist der Fall, wenn durch eine sehr gewalttätige Handlung oder eine brutale Verletzung des Schamgefühls die körperliche und/oder psychische Integrität des Kindes erheblich betroffen ist.

Es geht in diesen Fällen überwiegend um Fremdtäter. Die *einmalige* Vergewaltigung eines Schutzbefohlenen oder die *einmalige* absichtliche Verbrühung eines Kindes und dergleichen kommt praktisch nur selten vor. Nach gegenwärtigem Kenntnisstand stehen so gravierende Taten fast immer am Ende einer langen Entwicklung. Gewöhnlich ist die Einmaligkeit der Tat lediglich eine *Schutzbehauptung* des Täters, der im Gerichtsverfahren nur diese eine Tat zugibt, die ihm nachgewiesen werden kann oder für die Zeugen zur Verfügung stehen.

Kindesmißhandlung ist in den meisten Fällen eine Gewalttat, aber nicht jede Gewalttat gegen ein Kind ist auch eine Kindesmißhandlung! Zum Beispiel Gewalttaten durch ungefähr gleichaltrige Kinder oder durch fremde Erwachsene oder fahrlässige Handlungen sollten nur dann als »Kindesmißhandlung« bezeichnet werden, wenn sie wesentliche Merkmale der Definition erfüllen. Andernfalls sind Bezeichnungen wie »Raubüberfall«, »schwere Körperverletzung« und im Extremfall »Mord« oder »Totschlag« zutreffender.

Welche Definitionen von Kindesmißhandlung man vorzieht, hängt wesentlich von den eigenen Absichten ab. Wenn in dieser Arbeitshilfe eine deskriptive Form gewählt wird, ist der Grund die Konzentration auf das Kind, also die negativen psychischen Folgen und Möglichkeiten der Schadensabwehr oder günstigstenfalls -vermeidung.

Jetzt soll es zuerst darum gehen, klar zu unterscheiden, was eine Mißhandlung ist und was nicht. Vielleicht überrascht diese Aufgabenstellung Sie zunächst, da bereits einige definitorische Arbeit geleistet wurde. Vielleicht überrascht Sie dann noch mehr, daß sehr viele Menschen gar nicht wissen, ob sie als Kind sexuell mißhandelt worden sind; übrigens auch nicht, ob sie körperlich oder seelisch mißhandelt wurden. Und viele Menschen, die ihr Kind sexuell oder auf andere Weise mißhandelt *haben*, sind sich unmittelbar danach auch nicht klar darüber, was das nun war; und nach einiger Zeit erinnern sie sich nicht mehr daran.

3. Was ist »sexuelle Mißhandlung«?

Oder: Klaus M., 27, ein Ungeheuer in der Badewanne?

Sehr berührt hat mich ein Student, Klaus M., 27, der vor einigen Semestern in der vorletzten Sitzung, nicht etwa in der ersten, sagte: »Ich weiß auch gar nicht mehr, was ich denken soll. Ich habe eine kleine Tochter von drei Jahren, und die geht gern mit mir in die Badewanne. Und jetzt frage ich mich manchmal, ob ich das überhaupt darf oder ob ich vielleicht ein Schwein bin.« Jetzt geht es also darum, die Grenzen zu untersuchen. Also:

- Was ist eindeutig *keine* sexuelle Mißhandlung?
- Wo beginnt eine *Grauzone*?
- Was *ist* eindeutig sexuelle Mißhandlung?

3.1 Der Mensch – ein Wesen mit Sexualität

Ausgangspunkt dieser Untersuchung soll der Mensch als Wesen mit Sexualität sein: *der Mensch als sexuelles Wesen.* Niemand bezweifelt heute, daß erwachsene Menschen sexuelle Wesen sind; auch Frauen (was ja vor 100 Jahren noch bezweifelt wurde).

Erwachsene Menschen spüren demnach von Zeit zu Zeit ihre Sexualität. Wenn jemand lange Zeit, vielleicht sogar wochen- oder jahrelang, seine Sexualität nicht spürt, hat das immer Gründe, nur sind diese Gründe manchmal unbekannt. Vielleicht trauert dieser Mensch. Oder er hat eine starke Abneigung gegen seinen Partner oder seine Partnerin. Oder er ist als Kind so erzogen worden, daß jede sexuelle Regung als sehr negativ oder streng verboten angesehen wurde.

Seit einigen Jahrzehnten bemerken immer mehr Eltern, daß auch ihre *Kinder* sexuelle Wesen sind. Mütter bemerken jetzt, daß ihre kleinen Jungen z.B. beim Wickeln eine Erektion haben. Noch vor 20 oder 30 Jahren haben sie das nicht gesehen.

Einige Eltern bemerken, daß ihre kleinen Kinder auch die entsprechenden Gefühle haben und daß z.B. ihre kleinen Jungen juchzen und lachen, wenn sie an ihrem kleinen Schwänzchen ziehen. Und wenn man sie läßt und nicht durch die Art der Körperpflege daran hindert, haben die kleinen Kinder auch Orgasmen, sobald sie ihre Geschlechtsorgane mit den Händen erreichen können. Das gilt für Mädchen wie für Jungen, nur kann man es bei Mädchen noch leichter übersehen.

Wenn ein Kind in den ersten drei Lebensjahren Tag und Nacht in dicke Pampers eingehüllt ist, entfallen diese frühen sexuellen Erfahrungen, bzw. nur wenige Kinder schaffen es, sich diese trotz eines solchen Hindernisses zu verschaffen.

Auf jeden Fall kann man nach dem gegenwärtigen Erkenntnisstand der Sexualmedizin feststellen, daß Eltern und Kinder sexuelle Wesen sind, und zwar praktisch von Geburt an. Demnach wäre es eher verwunderlich, wenn die Sexualität im Zusammenleben der Menschen innerhalb einer Familie oder sonstigen Lebensgemeinschaft keine Rolle spielen würde. Allenfalls wird sie total versteckt und totgeschwiegen; aber damit spielt sie ja auch eine bedeutende Rolle.

3.2 Sexuelle Situationen mit Kindern: Sinnliche Erlebnisse

Nun möchte ich als plastisches Beispiel die Situation durchspielen, die ich vorhin angesprochen habe, die Badewannensituation meines Studenten. Diese Situation steht nur als ein Beispiel für viele, nämlich für alle Situationen, in denen Erwachsene und Kinder einander körperlich näher kommen als gewöhnlich. Das kann geschehen, weil sie sich körperlich eng berühren, also beim Schmusen, Kuscheln, Kitzeln und dergleichen, oder weil sie nackt sind oder in einer ungewöhnlichen Situation, weil z.B. ein Kind im Bett seiner Eltern schläft oder beim Camping im gleichen Schlafsack und so weiter.

Vater steigt also mit Sohn oder Tochter in die Badewanne. Das ist lustig und macht viel Spaß. Endlich hat Vater viel Zeit für sein Kind. Es ist warm und gemütlich. Ich glaube, es gibt wenige Kinder, die das nicht schön finden.

Aber: Das ist natürlich möglicherweise auch eine sexuelle Situation. In der Badewanne kommt man sich hautnah. Und ich kann mir z.B. nicht gut vorstellen, daß Erwachsene miteinander in die Badewanne gehen, die nicht auch eine sexuelle Beziehung miteinander haben.

Da sitzt nun also ein Vater mit seinem kleinen Kind in der Badewanne. Das macht großen Spaß. Und wenn es sich auch möglicherweise um eine sexuelle Situation handelt, ist das natürlich keine sexuelle Mißhandlung, auch nicht der Anfang davon oder die erste Stufe. Es ist einfach ein schönes und sinnliches Erlebnis.

Aber es geht ja noch weiter. Es handelt sich um eine möglicherweise sexuelle Situation, und da Menschen sexuelle Wesen sind, kommt es in solch einer Situation leicht zu sexuellen Empfindungen. Bei einem Mann ist das ja leicht erkennbar, wenn er dann eine Erektion bekommt. Bei dem Kind äußern sich die sexuellen Empfindungen vielleicht als sexuelle Neugierde, und es fängt an, seinen Vater von oben bis unten abzuseifen, und vielleicht interessiert es sich ja besonders für die Geschlechtsorgane, an die es sonst nicht rankann und auf die es schon lange neugierig ist.

Auch das ist keine sexuelle Mißhandlung; denn wenn sexuelle Wesen, also unser Vater und sein Kind, in solch einer sinnlichen und möglicherweise sexuellen Situation auch tatsächlich sexuelle Regungen bekommen, ist das nicht bedenklich. Im Gegenteil, es ist ganz gut, wenn ein Kind einmal erleben kann, daß sein Vater tatsächlich ein sexuelles Wesen ist. Es gibt ja sehr viele Menschen, die sich ihre Eltern beim besten Willen nicht in einer intimen Situation vorstellen können.

3.3 Sexuelle Situationen mit Kindern: Grauzone

Aber es ist auch deutlich, daß wir nun langsam eine *Grauzone* erreichen, mit einer inneren Grenze, an der es heißt: Bis hierher und nicht weiter.

Es gibt jetzt sicher verschiedene Möglichkeiten; denn die Grenzen der Menschen sind verschieden. Z.B. könnte das neugierige kleine Kind jetzt anfangen, das Glied des Vaters zu untersuchen, wie es vielleicht ein neues Spielzeug untersuchen würde. Ich glaube, daß viele Väter dann eine Grenze setzen werden und z.B. sagen: *»Hör mal, das ist mein Glied. Das mag ich nicht, wenn du da anfaßt.«* Oder vielleicht noch offener: *»Da laß ich nur Mami anfassen.«* Vielleicht stellt das Kind dann viele Fragen, und Vater nutzt die Gelegenheit für ein Aufklärungsgespräch.

Andere Väter werden nichts dabei finden, wenn ihr Kind sie untersucht. Vielleicht denken sie, daß das doch eine gute Gelegenheit zur Aufklärung ist und daß ihr Kind ja auch gut über die sexuellen Dinge Bescheid wissen soll.

Auch das ist keine sexuelle Mißhandlung, sondern eine wünschenswerte Auseinandersetzung um sexuelle Dinge, deren Grenzen allerdings für verschiedene Menschen sehr unterschiedlich sein können.

Z.B. wäre es in manchen Familien undenkbar, daß ein Erwachsener mit einem Kind badet oder daß ein Kind einen Erwachsenen nackt sieht. Dann könnte es sich bei dem gemeinsamen Bad oder der Nacktheit des Erwachsenen vor dem Kinde bereits um eine Grenzüberschreitung handeln!

3.4 Sexuelle Situationen mit Kindern: Grenzüberschreitung

Nun möchte ich diese Badewannensituation weiterführen, indem ich sie in Gedanken entgleisen lasse. Das Kind untersucht seinen Vater, und dieser bekommt dabei vielleicht immer intensivere sexuelle Gefühle. Vielleicht verliert er langsam die Kontrolle über die Situation und wünscht sich, daß sein Kind immer weitermacht. Vielleicht faßt er es jetzt sogar unter irgendwelchen Vorwänden selbst an, indem er es z.B. angeblich aufklärt und ihm zeigt: *»Du hast auch eine Vorhaut/einen Kitzler usw.«*. Vielleicht setzt er diese Situation fort bis zum Orgasmus. Vielleicht gewinnt er die Kontrolle auch irgendwann zurück und beendet die Situation.

Das war eindeutig eine *Grenzüberschreitung. Diese findet genau dann statt, wenn die Motivation des Vater »kippt« – und nicht mehr die Bedürfnisse des Kindes im Vordergrund stehen, sondern sein eigenes (sexuelles) Bedürfnis.* Obwohl es auf den ersten Blick so aussehen mag, als wenn das *Kind* die Grenzen des Vaters überschritten hat, hat in Wirklichkeit der Vater die Grenzen seines Kindes *nicht geschützt*. Statt dessen hat er die Tatsache, daß er der geliebte Vater ist, dazu ausgenutzt, um sich selbst von seinem Kind sexuelle Gefühle verschaffen zu lassen.

Ob das Kind in diesem Zusammenhang *auch* sexuelle Gefühle hat oder gar einen Orgasmus erlebt und ob es die Situation genießt oder ob es Angst hat, ist für die *Beurteilung der Situation* ziemlich unerheblich. Es kommt nur auf die Grenzüberschreitung des *Vaters* an; denn dieser setzt seine eigenen Bedürfnisse vor die seines Kindes, er handelt verantwortungslos, und von seinem weiteren Verhalten hängt es ab, welche Folgen für das Kind diese Grenzüberschreitung haben wird.

Es gibt durchaus Wissenschaftler und Fachleute, die diese Szene als sexuelle Mißhandlung bezeichnen würden. Ich halte das nicht für sinnvoll. Ich glaube nämlich, daß es im engen Zusammenleben, auch da, wo die Gemeinschaft intakt ist, gelegentlich zu Kontrollverlusten und zu Grenzüberschreitungen kommt. Der geschilderte Kontrollverlust in dem Badewannenbeispiel ist für mich nicht schlimmer und nicht weniger schlimm, als wenn ein Erwachsener ein Kind in einem Wutanfall schlägt oder wenn er es beschimpft oder wenn er in Gegenwart des Kindes betrunken ist oder wenn er beim Autofahren über einen anderen Fahrer, der vielleicht einen Fehler gemacht hat, in Gegenwart des Kindes abwertende und vorurteilsvolle Bemerkungen macht oder wenn er abwertende und vorurteilsvolle Bemerkungen über Angehörige von Minderheiten macht.

Um es noch einmal deutlich zu machen: *Für das Kind ist es prinzipiell und grundsätzlich kein wesentlicher Unterschied, ob der Kontrollverlust eines Erwachsenen ihm gegenüber im sexuellen oder im nichtsexuellen Bereich erfolgt.* Das erscheint nur manchen Erwachsenen so. Weil sexuelle Fragen sie besonders stark verunsichern, halten sie Vorfälle mit sexuellen Bezügen für besonders gravierend.

Solche Kontrollverluste kommen gelegentlich vor. Aber dann greift gewöhnlich das soziale Netz: Schlechtes Gewissen setzt ein. Es kommt zu Gesprächen mit dem Partner oder der Partnerin, mit Freunden, mit Beratern oder Therapeuten. Vielleicht (und hoffentlich!) kommt es auch zum Gespräch mit dem Kind.

Sexuelle Mißhandlung nenne ich den Vorfall in der Badewanne also noch nicht, sondern einen Kontrollverlust des Erwachsenen im sexuellen Bereich. Wenn der im sozialen Netz aufgefangen wird und zum Beispiel mit dem Ehepartner oder mit Freunden besprochen und dann nicht wieder vorkommt, würde ich diesen Vorfall nicht mehr *und nicht weniger* problematisch finden als jeden anderen Kontrollverlust eines Erwachsenen gegenüber einem Kind.

3.5 Sexuelle Situationen mit Kindern: Mißhandlung

Um das Beispiel zum Abschluß zu bringen: Wenn der Vater am nächsten Tag mit seinem Kind badet, um die »Aufklärung« fortzusetzen und sich unter diesem Vorwand von seinem Kind sexuell stimulieren zu lassen oder um sein Kind unter diesem Vorwand zu stimulieren, handelt es sich dann *eindeutig um sexuelle Mißhandlung*, denn

- er befriedigt *rücksichtslos* eigene Bedürfnisse,
- die Handlung ist vom Motiv her *unverantwortlich*, da er die Interessen und den Schutz seines Kindes vernachlässigt, und
- er interpretiert die Situation in einer Weise um, daß es diese weder richtig einordnen noch durchschauen kann.

Deswegen ist eine Verarbeitung der Erfahrung durch das Kind von vornherein ausgeschlossen, mit allen *negativen Folgen* für die weitere Persönlichkeitsentwicklung (vgl. S. 26–28).

Wenn er vielleicht die Vorstellung hatte, daß solch ein sexueller Kontrollverlust nicht wieder vorkommen wird und es geschieht doch wieder, dann ist *zumindest der dritte Vorfall als sexuelle Mißhandlung zu werten.*

Allgemein gesprochen:

Sexuelle Mißhandlung liegt vor, wenn ein Kind in dem sexuellen Erregungszyklus[8] eines Erwachsenen[9] eine festeingeplante Rolle spielt und wenn dieser

- seine Autorität oder seine überlegene Körperkraft,
- die Bindung oder das Vertrauen des Kindes,
- die Unerfahrenheit des Kindes oder
- die Angst des Kindes

rücksichtslos und/oder gewaltsam ausnutzt, damit dieses ihm sexuelle Empfindungen (= bessere Orgasmen) verschafft, und wenn der Erwachsene eine Verarbeitung dieser Erfahrung durch das Kind dadurch verhindert, daß er

- die Wahrnehmung des Kindes manipuliert und/oder
- die Situation in einer Weise uminterpretiert, daß das Kind sie nicht durchschauen kann, und/oder
- das Kind zur Geheimhaltung verpflichtet.

---

8 Zum »sexuellen Erregungszyklus« vgl. S. 84

9 Es kann sich auch um einen älteren Jugendlichen handeln, z.B. einen Bruder oder Cousin. Vgl. jedoch Anmerkung 5.

Ein Kontrollverlust im sexuellen Bereich liegt vor, wenn das gleiche fahrlässig geschieht und ein einmaliges oder zumindest sehr seltenes Ereignis bleibt.

Sexuelle Mißhandlung ist grundsätzlich sehr schädlich, jedoch weniger wegen ihres sexuellen Charakters, sondern weil durch die besonders massive Manipulation der Wahrnehmung, Uminterpretation der Situation sowie das strikte Geheimhaltungsgebot die Verarbeitung dieser gravierenden und meist auch subjektiv negativen Erfahrung durch das Kind verhindert wird.

Grundsätzlich sind die Schäden durch die sexuelle Mißhandlung um so nachhaltiger, je weniger ich-dyston die Mißhandlung erlebt wird.[10] Die Prognose ist besser (d.h., die Wahrscheinlichkeit der Schadensminderung), wenn das Kind gewaltsam zum Geschlechtsverkehr gezwungen wird, als wenn es mit Geschenken überhäuft und zur einzigen kleinen Geliebten des Mißhandlers hochstilisiert wird oder als wenn es in einem einfühlsamen und sorgsam geplanten Annäherungsprozeß durch einen pädophilen Täter verführt und als Liebhaber zugerichtet wird.

---

10 Ich-dyston ist eine Erfahrung, die man als »ich-fremd« erlebt, da sie in keinem inneren Zusammenhang mit eigenen Vorstellungen oder Wünschen steht. Ein Gegenbeispiel ist wiederum die Geschichte von Annabelle (vgl. Anmerkung 7).

4. Was ist »körperliche/psychische Mißhandlung«?

Oder: Stefanie S., 29, Rabenmutter?

Haben Sie ein Kind? Dann kennen Sie folgende (oder eine ähnliche) Geschichte aus eigener Erfahrung.

Sie möchten selbstverständlich eine gute Mutter[11] sein, und eigentlich sind Sie das auch. Und dann kommt dieser Tag, an dem Sie sowieso nicht gut drauf sind und die ganze Zeit schon leichte Kopfschmerzen haben und ein unerfreulicher Brief im Kasten lag. Eigentlich brauchen Sie etwas Ruhe, sollten sich vielleicht eine kleine Freude machen, ein Telefongespräch mit der Freundin oder mit Ihrem Mann.

Und gerade da kommt Jana. Sie ist noch ziemlich klein. Vielleicht noch kein Jahr alt oder ein Kindergartenkind. Jana hat auch einen schlechten Tag. Sie ist schrecklich früh aufgewacht, hat nicht richtig getrunken und schreit alle paar Minuten. Oder sie hängt an ihrem Rockzipfel und kriegt einen Wut- oder Trotzanfall nach dem anderen. Dann ruft Ihr Mann an, daß er später kommt. Während er das erklären will, wirft sich Jana auf den Boden und kreischt durchdringend.

Und dann passiert es: Sie haben sich nun doch Kaffee gekocht. Und gerade als der auf dem Tisch steht, kreischt Jana wieder los und fegt dabei mit einer unbedachten Bewegung die Kanne vom Tisch. Sie sind starr – es hätte nicht viel gefehlt, und Jana hätte das kochend heiße Getränk über sich geschüttet. So haben Sie immer noch die Schweinerei mit den Scherben – und überall Kaffeeflecke.

---

11 Für Väter gilt der folgende Text auch! Aber weil Kindererziehung aus vielen Gründen, über die bereits viele kenntnisreiche Bücher geschrieben wurden, überwiegend Frauensache ist, sind Mütter häufiger betroffen.

In diesem Augenblick drängt in Ihnen irgend etwas hoch. Sie packen das Kind, kreischen selbst irgendwelche Vorwürfe, an die Sie sich später kaum noch erinnern können, und schütteln es dabei heftig an den Schultern; oder stoßen es in Richtung Tür, weg aus dem Chaos; oder ohrfeigen es; oder legen es übers Knie und schlagen es mit den Worten: *Dir werd' ich's zeigen, dir werd' ich's zeigen*; oder tun irgendwelche anderen unkontrollierten Dinge.

Und was vielleicht das Schlimmste ist: Sie spüren plötzlich, daß Sie das – in diesem Augenblick – ernst meinen, daß Sie dieses Kind *an die Wand werfen* könnten und daß dieses Kind der größte Fehler Ihres Lebens war und daß es schuld ist an all Ihrem Unglück.

Danach kommt der große Katzenjammer. Sie haben Ihr Kind mißhandelt!? Später, wenn sich alles wieder eingerenkt hat, sitzen Sie dann vielleicht endlich doch noch bei einer Tasse Kaffee und lesen in der Zeitung von Carola N., die ihr Kind tatsächlich so lange an die Wand geworfen hat, bis es tot war, und die nun mit ihrem Lebensgefährten vor Gericht steht. Vielleicht ahnen Sie in diesem Moment, daß Sie sich nur wenig von Carola N. unterscheiden, außer daß die wirklich getan hat, was bei Ihnen nur ein Impuls war, und daß sie zu Ende gebracht hat, was Sie nur angefangen haben.

Vielleicht ahnen Sie, wie dünn das Eis ist, auf dem Sie sich bewegen. Wenn Sie nun *etwas* weniger über sich nachgedacht hätten und *wirklich* glauben würden, daß das Kind an Ihrem Unglück schuld ist; oder wenn Sie *etwas* weniger kontrolliert wären, weil Sie z.B. unter Alkohol- oder Medikamenteneinfluß stehen; oder wenn Sie *etwas* weniger erfahren wären und im Fall großer Erregung oder Frustration nur eins kennen würden: draufschlagen; oder wenn Sie *etwas* verzweifelter wären, und es wäre Ihnen sowieso alles egal; oder wenn das Kind noch *etwas* anstrengender wäre und würde Sie *gar nicht* mehr zur Ruhe kommen lassen – dann ...?

4.1 Die psychologische Situation bei Belohnung und Strafe[12]

Diffuse (z.B. brav sein) oder konkrete Forderungen an ein Kind durch einen verantwortlichen Erwachsenen sind pädagogische Standardsituationen. Dabei kann es sich ganz konkret um Schulaufgaben handeln, aber auch um jedes beliebige Verhalten, das das Kind zeigen oder unterlassen soll. Um der Forderung Nachdruck zu verleihen, wird diese häufig mit einem Belohnungsversprechen oder mit einer Strafandrohung verknüpft.

Zum Beispiel soll das Kind seine Schulaufgaben machen, bevor es zum Spielen geht. Als Strafe wird ihm angedroht, daß es seine TV-Lieblingssendung nicht sehen darf. Selbstverständlich könnte ein selbstbewußtes Kind versuchen, die Schulaufgaben *und* die Strafe zu vermeiden, indem es z.B. spielen geht und die Lieblingssendung dann bei seinem Freund sieht.

Also errichtet der verantwortliche Erwachsene »Grenzen« (vgl. S. 25), um das zu verhindern. Das kann ganz konkret die verschlossene Tür sein, die erst nach Erledigung der Schularbeiten oder nach der TV-Sendung aufgeschlossen wird. Oder es kann ein Anruf bei den Eltern des Freundes sein oder eine Beziehungs»grenze«, die ein unerträglich schlechtes Gewissen verursacht, wenn das Kind die Strafe auf so betrügerische Weise vermeidet.

Einigermaßen fair (wenn auch selbstverständlich einseitig) wäre diese Konstruktion, wenn das Kind vorher weiß, welche Strafe es erwartet und wenn es die Wahl hat:

- Die Aufgabe erledigen und dann fernsehen. Oder:
- Die Aufgabe *nicht* erledigen und dann *nicht* fernsehen.

---

12 Folgende Ausführungen orientieren sich an Lewin 1964. Der Sozialpsychologe Kurt Lewin hat diesen Aufsatz, in dem er sich einige grundsätzliche Gedanken über die psychologische Situation bei Belohnung und Strafe gemacht hat, vor über 60 Jahren geschrieben. Es ist ein sehr interessanter Text, der sich so frisch liest wie eben geschrieben. Lewin untersucht darin hauptsächlich das Erziehungsmittel der Strafe.

Grundsätzlich ist es dann in der gleichen Lage wie ein Erwachsener, der sein Auto im Halteverbot parkt oder der zu schnell fährt. Er weiß, was ihn erwartet, wenn er beim Verstoß gegen die Straßenverkehrsordnung erwischt wird – und wenn das wirklich geschieht, zahlt er seine Strafe, je nach Temperament klaglos oder wütend, und damit ist die Angelegenheit für ihn erledigt.

Für das Kind wie für den Erwachsenen im Fall des Verkehrsordnungsverstoßes ist die soziale Situation kalkulierbar. Auch in ihren Ausmaßen bewegt sich die Strafandrohung im Rahmen des Üblichen, ähnlich wie das Bußgeld, das ja sogar genormt ist.

Über den *üblichen* Rahmen einer Strafandrohung kann man sicher geteilter Meinung sein. Es findet da ein rascher Wandel statt. Die Ohrfeige, die während meiner Kindheit in den Nachkriegsjahren zum üblichen Strafrepertoire fast aller Eltern gehörte, ist heute in meinem Bekanntenkreis fast undenkbar und gilt als ausgesprochen entehrend. »Konsumstrafen«, früher eher ungewöhnlich und abstoßend, sind dagegen heute weit verbreitet.

Wie man diese Art von Erziehung auch sieht – es sprechen sicher gute Gründe dagegen –, jedenfalls fehlen darin Elemente einer einseitigen Bedürfnisbefriedigung und von Verantwortungslosigkeit des Erwachsenen und der Vereitelung jeder kindlichen Auseinandersetzung mit der von dem Erwachsenen geschaffenen Situation (vgl. S. 27). Eine Mißhandlung ist das ebensowenig wie die Ohrfeigen meiner Kindheit oder die vielzitierte Tracht Prügel in der Kindheit unserer Großeltern.

Die anderen Erziehungssituationen »Verbot mit Strafandrohung« und »Aufgaben/Gebot mit Belohnungsversprechen« kann man ähnlich analysieren und kommt immer zum gleichen Ergebnis – wenn zwei Bedingungen erfüllt sind:

- Das Kind hat eine *Wahlmöglichkeit* zwischen Aufgabe/Verbot/Gebot und Belohnung bzw. Strafe.
- Wenn es die Strafe annimmt oder die Belohnung verweigert, ist die Angelegenheit damit *erledigt*.

4.2 Belohnung und Strafe mit gezinkten Karten: Grauzone

Diese Situation will ich nun wieder an Grenzen und darüber hinausführen.

Die Lieblingssendung ist also – ungesehen – vorbei, aber die Hausaufgaben sind immer noch nicht erledigt. Die »Vereinbarung« (wenn auch sehr einseitig, ohne Mitsprache des Kindes) lautete: *Keine Hausaufgaben – kein Fernsehen.*

Was nun? Der/Die verantwortliche Erwachsene, z.B. die Mutter, hatte ja einen guten Grund für ihr Gebot: Sie machte sich große Sorgen! Sie fürchtete schwere Nachteile für ihr Kind, wenn es seine Hausaufgaben nicht erledigt. Sie hat diese Strafe aus *Liebe* angedroht und schließlich auch vollstreckt.

- Und wenn sie sich nun mit dem Kind hinsetzt und es durch ihre Anwesenheit praktisch zwingt, die Hausaufgaben doch noch zu erledigen?
- Oder wenn sie anfängt zu bitten und zu betteln und verzweifelt zu weinen?
- Oder wenn Sie die Strafandrohung erhöht und sagt: *Wenn du die Hausaufgaben jetzt nicht erledigst, darfst du die ganze Woche nicht fernsehen!*?

Dann befinden wir uns wieder in einer Grauzone. Elemente von Rücksichtslosigkeit des Erwachsenen, von Gewalt und auch von Verantwortungslosigkeit sind deutlich spürbar:

- Die Hausarbeiten müssen nun *doch* gemacht werden, obwohl der (einseitige) Kontrakt erfüllt ist – die Bedürfnisse des Kindes werden also völlig übergangen; oder
- an die Stelle der Strafandrohung tritt nun Psychoterror; oder
- es folgt eine weitere Strafandrohung, die auch in ihrer Höhe ziemlich unverantwortlich erscheint.

Wir zögern dennoch, von Mißhandlung zu sprechen. Mißglücktes Erziehungsverhalten: *ja* – Mißhandlung: *nein.* Das kommt, weil die Motive der Mutter nachvollziehbar sind: Sie will *wirklich* das Beste für ihr Kind, nur fällt ihr keine angemessene Hilfe ein. Auch wird der Schaden für die weitere Persönlichkeitsentwicklung des Kindes vielleicht gering sein – wenn das ein einmaliger Fall bleibt. Nur spüren wir wieder, daß wir uns nun langsam einer *Grenze* nähern, also einer Stelle, an der es heißt: *Bis hierher und nicht weiter.*

Es mögen wieder die Umstände verschieden sein, und in einer Familie mag ganz »normal« sein, was in der anderen undenkbar ist. Oder das Fernsehverbot für eine Woche gerät schon am nächsten Tag in Vergessenheit, und das Kind weiß das aus früheren Erfahrungen.

4.3 Belohnung und Strafe: Grenzüberschreitung

Auch diese Situation will ich in Gedanken wieder entgleisen lassen:

- Wenn nun Strafe auf Strafe gehäuft wird, bis das Kind endlich funktioniert; oder
- wenn die Strafen immer gravierender werden und schließlich in einem krassen Mißverhältnis zu der Forderung stehen, um die es geht; oder gar
- wenn die Forderung nicht erfüllbar ist (und z.B. ein kleines Kind zwei Stunden lang mucksmäuschenstill sitzen soll; oder alle versäumten Vokabeln des letzten Halbjahrs nachträglich gelernt werden sollen); und vor allem
- wenn es schließlich gar nicht mehr um die Hausaufgaben geht, sondern hauptsächlich um Niederlage und Sieg,

ist das eindeutig eine Überschreitung der psychischen Grenzen. Das Kind wird auf diese Weise ja völlig niedergemacht und hat gar keine Chance, seine Selbstachtung zu bewahren und sich mit der Situation innerlich oder äußerlich auseinanderzusetzen.

Ob die Strafen, die hier angedroht oder auch gleich exekutiert werden, nun

- physischer Art sind, d.h., auf das Kind nun eingeprügelt wird, und ob dabei Gegenstände verwendet werden oder ob das Kind mit Gegenständen verletzt oder sogar verbrannt oder verbrüht wird; oder ob sie
- psychischer Art sind, d.h., auf das Kind wird eingeschrien, es wird wüst bedroht oder völlig »runtergemacht« und beschämt oder ignoriert und mißachtet,

ist ebenfalls von geringerer Bedeutung. Zwar kann man blaue Flecken und Striemen sehen, während die tiefe Beschämung eines Kindes vor seinen Geschwistern oder gar vor der Freundin unsichtbar bleibt – doch können die Striemen längst verheilt sein, wenn die Beschämung noch wie eine offene Wunde ist.

Wenig bedeutungvoll ist auch, wie das Kind diese Situation beurteilt und ob es später als Erwachsener sagt, daß ihm die Strafen nichts geschadet haben. Wichtig ist wiederum nur, daß

- der Erwachsene seine eigenen Bedürfnisse *rücksichtslos* und *gewaltsam* durchsetzt,
- die Handlung des Erwachsenen *unverantwortlich* ist, da am Ende der beschriebenen Eskalation das Kind völlig ungeschützt ist,
- das Kind keinerlei Kontrolle über die Situation hat und/oder
- die Situation uminterpretiert und/oder die Wahrnehmung des Kindes manipuliert und es in den meisten Fällen auch zur Geheimhaltung[13] verpflichtet wird.

---

13 Manche Erwachsene brüsten sich mit ihrer Strafpraxis und stellen diese als entschiedenes Erziehungsverhalten dar. Die Geheimhaltungsverpflichtung besteht dennoch, denn das Ausmaß der Züchtigung bleibt verborgen. Dargestellt werden nur die Teile, die in der sozialen Bezugsgruppe gebilligt werden. Dadurch kann das Mißhandlungsgeheimnis besonders gut gesichert werden.

Dann ist eine *Verarbeitung der Erfahrung durch das Kind ausgeschlossen*, da es diese weder richtig einordnen noch durchschauen kann (vgl. S. 27).

Hier gilt wiederum, daß viele Fachleute diese Grenzüberschreitung bereits als Mißhandlung einstufen würden. Mir kommt das aus den gleichen Gründen wenig sinnvoll vor, aus denen ich auch einmalige oder seltene Grenzüberschreitungen im sexuellen Bereich als Kontrollverluste von Erwachsenen und damit als Teil des allgemeinen »Lebensrisikos« von Kindern auffasse. Wenn diese im sozialen Netz aufgefangen werden, z.B. durch Gespräche mit dem anderen Elternteil, werden die meisten Kinder keinen dauerhaften Schaden erleiden.

Das Kind ist dann in einer ähnlichen Lage, als wenn es einen Verkehrsunfall oder einen Sportunfall erlitten hätte – es handelt sich sozusagen um einen *sozialen Unfall*. Je tragfähiger und feinmaschiger das soziale Netz ist, in dem es aufgefangen wird, um so besser sind die Aussichten, daß die seelischen Wunden verheilen – sogar wenn körperliche Narben zurückbleiben.

Damit diese Aussage nicht zu Mißverständnissen führt: Gemeint sind *nicht* Kinder, deren Haut voller Wunden ist und deren Knochen gebrochen sind. Solche Verletzungen sind Folgen andauernder, schwerer Mißhandlungen und nicht einmaliger Kontrollverluste – auch wenn die Eltern das gerne glauben machen wollen.

4.4 Belohnung und Strafe: Mißhandlung

Um auch dieses Beispiel zum Abschluß zu bringen: Wenn die Mutter schließlich die Haus*aufgaben, um die es ursprünglich ging, ganz aus dem Blick verliert* und schließlich glaubt:

- Dieses Kind erledigt seine Aufgaben nicht, weil es mich quälen und fertigmachen will oder weil es mich nicht liebt; oder

- dieses Kind macht durch sein schlimmes Verhalten alles kaputt;
- dieses Kind zerstört mein Leben. Dieses Kind ist die Ursache all meines Unglücks!

Und wenn sie das Kind dann straft, *nicht* weil es die Hausaufgaben vernachlässigt hat (obwohl sie das vielleicht Dritten gegenüber noch angibt), sondern im Kern und ihrer inneren Motivation nach,

- um dem Kind seine große Bosheit und Gemeinheit auszutreiben oder heimzuzahlen; oder
- um sich für all die Qualen und all die Gemeinheit, die dieses Kind ihr angetan hat, oder für die fehlende Liebe zu rächen; oder
- um das eigene Leben oder ihre Ehe oder andere Familienmitglieder (z.B. Geschwister) vor dem Kind zu retten: *Dann handelt es sich im Kern um Mißhandlung!*

Allgemein gesprochen:

> Psychische (und oft gleichzeitig physische) Mißhandlung liegt vor, wenn ein Erwachsener oder älterer Jugendlicher ein Kind aus dem zentralen Motiv heraus kränkt, demütigt, bedroht, behindert oder bestraft, weil er glaubt, daß dieses Kind ihn selbst oder Menschen/Beziehungen, die ihm wichtig sind, demütigt, kränkt, bedroht oder behindert.

Der Erwachsene sieht nur noch sich selbst in großer Gefahr. Die verbale Gewalt oder die Brutalität, die nicht nachläßt, wenn des Kind schon schwer verletzt ist oder sogar mit dem Tode ringt, können erschreckend sein. Das kommt daher, weil hier ein erwachsener Mensch in seinem eigenen Bewußtsein versucht, sich selbst vor einer schweren Bedrohung (durch ein kleines Kind!) zu retten. Er erlebt sich in Notwehr! Der Erwachsene fühlt sich also dem Kind gegenüber im Recht!

Für diese innere Haltung eines Erwachsenen, die auch *Mißhandlungsmentalität* genannt wird, sprechen vor allem folgende wahrnehmbare Merkmale:

- *Fehleinschätzung des Kindes* (wenn z.B. einem zweijährigen Kind die Absicht unterstellt wird, daß es seine Eltern quälen will);
- *Ausmaße der Strafe* (oft ausufernde Bestrafungsrituale, die sich in mehreren Etappen vollziehen);
- *Mißverhältnis zwischen Anlaß* (für den Mißhandler = Grund) *und Strafe*; und
- die *Heimlichkeit*, zumindest was die *Ausmaße der Strafe* betrifft.

Es ist unzweifelhaft, daß in diesen Fällen alle Merkmale von Mißhandlung vorliegen (vgl. S. 26–28).

Der Erwachsene beharrt vielleicht darauf, daß er das Kind seiner Unarten wegen bestraft oder es in seine Schranken weist. Vielleicht kann er auch tatsächlich nicht erkennen, daß er sein Kind mißhandelt – obwohl hier Zweifel angebracht sind. Daß er sein Kind bestraft, wird der Mißhandler vielleicht erzählen, oder er wird sogar damit prahlen. Daß er ihm Verletzungen zufügt oder es stundenlang in den dunklen Keller sperrt oder auf Steinen knien läßt, verschweigt er im allgemeinen. Das spricht dafür, daß er um seine Mißhandlungen weiß. Vielleicht geht es ihm selbst ähnlich wie einem *Außenstehenden*, der eine Mißhandlung erkennt, wenn er sich klarmacht, was *tatsächlich geschehen ist.*

Es soll noch darauf hingewiesen werden, daß diese Art von Mißhandlung gewöhnlich früh einsetzt, im Kleinkind- oder im Säuglingsalter, und daß diese Kinder weder einmalig noch »ein bißchen« mißhandelt werden. Die Mißhandlung kann Jahre andauern und endet erst, wenn das Kind aus dem Mißhandlungsalter »herauswächst«, oder wenn die *Eltern* Hilfe und Unterstützung in einem Kinderschutzzentrum oder durch Therapeuten finden oder wenn sich der mißhandelnde Elternteil von seiner Familie oder dem Kind trennt.

5. Was ist »Vernachlässigung«?

Oder: Friedrich R., 31, asozial?

Haben Sie ein Kind? Dann kennen sie auch folgende Geschichte in dieser oder abgewandelter Form.

Ein hektischer Tag. Der Erledigungszettel ist randvoll und will nicht kürzer werden, berufliche Aufgaben und häusliche Pflichten folgen dicht aufeinander, und mittendrin stecken Sie beim Einkauf mit ihrem Klaus-Peter, drei oder vier Jahre alt. Im Kaufhaus X gibt es Gott sei Dank eine »Parkmöglichkeit« für die Kleinen. Ein Raum, in dem Videos gezeigt werden, und ein Spielzimmer mit einer netten »Tante«. Und Klaus-Peter spielt mit, ist bereit, »Tom und Jerry« zu gucken, bis Sie ihn abholen.

Befreit nehmen Sie nun ihren Einkauf in Angriff, und nach einer guten halben Stunde machen Sie sich auf den Weg ins Parkhaus. Sie stempeln den Parkschein, steigen ein – und plötzlich wird Ihnen bewußt, daß auf der Hinfahrt im Kindersitz ein Kind gesessen hat: *Ihr Kind, Klaus-Peter. Sie haben Ihr Kind vergessen! Ein reiner Zufall, daß sie das jetzt bemerkt haben und nicht erst zu Hause; oder am Abend; oder wenn ihre Frau fragt: Wo ist denn Klaus-Peter?*

Sie sind schockiert. Mit pochendem Herzen rasen Sie zur Kinderstation, wo Klaus-Peter friedlich spielt. Später, wenn alles geregelt ist und wenn ein großes Eis für Klaus-Peter Ihr Gewissen gekühlt hat, lesen Sie dann vielleicht in der Zeitung von Sandra S., 1½ Jahre alt. Sie überlebte nur, weil Nachbarn ihr Wimmern hörten und die Polizei riefen. Ihre Mutter ging in die Disko und blieb tagelang bei fremden Männern und gab bei der Vernehmung an, daß sie ihr Kind total vergessen hätte.

5.1 Vernachlässigung: Schwierigkeiten mit Nichtverhalten

»Kindesmißhandlung und -vernachlässigung« ist eine stehende Redewendung, nicht nur in der deutschen Sprache. Die führende Fachzeitschrift zu diesem Forschungsschwerpunkt heißt z.B. *»Child Abuse and Neglect«*. Mißhandlung und Vernachlässigung werden also meistens in einem Atemzug genannt. Schaut man dann in Fachbücher und Fachzeitschriften oder auch in Wochen- und Tageszeitungen oder in die Informations- und Magazinsendungen der Sendeanstalten, findet man dort fast ausschließlich Materialien zur sexuellen und körperlichen Mißhandlung.

Meistens finden sich noch Horrorberichte über Kinder, die von Schwären bedeckt in ihrem eigenen Kot liegen. Die Photos zeigen dann Räume mit kniehohen Abfallbergen, dazwischen ein oder zwei hohläugige Kinder. In den mir bekannten Fällen war das regelmäßig das Ambiente, in dem sehr junge Eltern ihre Kinder körperlich aufs schwerste mißhandelt haben, oft mit Todesfolge. Es ist dann gar nicht so klar ersichtlich, welche Handlungen der Eltern als *körperliche Mißhandlung* und welche als *Vernachlässigung* anzusehen sind.

In anderen Fällen ist die Abgrenzung nicht einmal in der Fachliteratur klar. Wenn verantwortliche Erwachsene ein Kind z.B. permanent *nicht beachten*, handelt sich das um *psychische Mißhandlung* oder um *psychische Vernachlässigung*? Beide Begriffe werden fast deckungsgleich gebraucht.

So taucht »Vernachlässigung« im Kontext von Kinderschutz immer wieder in der Verbindung »Kindesmißhandlung und -vernachlässigung« auf, als existiere die Vernachlässigung von Kindern gar nicht als eigenständiges Problem.

Eine Eigenart von Vernachlässigung ist, wie immer sie definiert werden mag, daß es sich um ein *Nichtverhalten* handelt. Merkmale solchen Nichtverhaltens kann man nur sehr schwer angeben. Dazu kommt, daß sie kaum nachweisbar und demnach strafrechtlich im allgemeinen nicht relevant sind.

Nachweisbar ist allenfalls die Vernachlässigung im körperlichen Bereich, erkennbar an geringer oder schlechter Ernährung und fehlender medizinischer Versorgung. Nur ist die Vernachlässigung von Kindern dann kaum von dem resignierten Verhalten von Menschen zu unterscheiden, die verschuldet oder unverschuldet ins Elend geraten sind und denen nur mit einem Arbeitsplatz und einer erschwinglichen Wohnung zu helfen wäre.[14]

Die Auseinandersetzung mit solchen Erscheinungen liegt wohl schwerlich im Interesse einer Gesellschaft, in der bei »Ebbe in öffentlichen Kassen« zuerst an Kürzung von Sozial- und Arbeitslosenhilfe, Erhöhung der Sozialmieten und Kindergartenbeiträge, erhöhte Selbstbeteiligung im Krankheitsfall und Abschaffung der sozialen Indikation bei Schwangerschaftsabbrüchen gedacht wird. Entsprechend findet sie auch kaum statt.

5.2 Vernachlässigung: Selbstschutz von Eltern

Unvergessen ist folgendes kleine Erlebnis, das sich vor Jahren ereignet hat: Nicht mehr so junge Eltern und das vierte Kind – es sollte jetzt doch manches besser werden. Zum Beispiel kam die kleine Tochter schon nach einigen Wochen in ihr eigenes Zimmer. Damit das »Paar« ein wenig für sich sein und zu sich kommen könnte, ohne dieses schnaufende kleine Etwas an seiner Seite. Der Kontakt zu dem neuen Erdenbürger sollte mit einem Babyphon gehalten werden. Dafür wurde in Kauf genommen, mehrmals in jeder Nacht den gar nicht so kurzen Weg ins Kinderzimmer zurückzulegen.

Nach einiger Zeit kam dennoch die unvermeidliche Krise: Die Eltern »gingen auf dem Zahnfleisch«, wie man in unserer Gegend sagt. Das Semester hatte wieder begonnen, und das

14 Dieser Zusammenhang wird vor allem in Kürner/Nafroth 1994, verdeutlicht.

bedeutete einen übervollen Terminplan und für die junge Mutter, die sich auf ihr Examen vorbereitete, unerbittlich herannahende Klausurtermine. Und die anderen Kinder waren ja auch noch da ...

Und dann kam diese wunderbare Nacht. Das erste Mal seit Monaten von einem mechanischen und nicht von diesem kleinen menschlichen Wecker geweckt, schaute ein Elternpaar (fast) mit ausgeschlafenen Augen in die Welt. Ihr Baby hatte das erste Mal durchgeschlafen!

Erst nach einiger Zeit entdeckten sie die ganze Wahrheit: Das Babyphon war nicht eingeschaltet. Was für ein Schock! Wie wird sie geschrien haben! Nur – unser Baby schlief ganz friedlich in seinem Bettchen und war den ganzen Tag über kein bißchen weniger freundlich und lebhaft als all die anderen Tage zuvor.

Was war geschehen? Da war ein Elternpaar – total überfordert und ohne eine vernünftige Idee, um dieser Überforderung zu entgehen! Immer größer die Gefahr von Fehlhandlungen und Kontrollverlusten, vor allem auch gegenüber den anderen Kindern! Wie es scheint, gab es dann ein kleines Notprogramm im menschlichen Gehirn, das den einen Elternteil das Einschalten des Babyphons vergessen – und den anderen diesen Fehler nicht bemerken ließ.

Das bescherte mir damals ein sehr schlechtes Gewissen. Heute denke ich, daß jeder Mensch so handelt, daß er die wichtigsten Aufgaben zuerst erledigt. Das kann *ganz bewußt* geschehen, mit Terminplaner und Besorgungszettel, oder *nicht bewußt, unabsichtlich,* ohne daß man dessen jemals gewahr würde. Es handelt sich dann vielleicht nicht gerade um die Prioritätenliste, die unser Verstand uns vorschlagen würde, sondern um eine tiefere, mit geistiger und psychischer Gesundheit als ersten Prioritäten.

Man mag dazu stehen, wie man will, und auch zu bedenken geben, daß die Eltern sich *fahrlässig* in diese Überforderungssituation begeben haben und daß es einfach nicht angeht, wenn Kindern das widerfährt – es fehlt dennoch das Element der Beliebigkeit.[15] Eine Vernachlässigung liegt hier nicht vor – nur ein aus der Überforderung entstandenes Fehlverhalten, das vielleicht sogar *funktional* genannt werden kann.

5.3 Vernachlässigung: Grauzone

Sicher ist auch hier deutlich, daß die Ausmaße dieses Selbstschutzverhaltens nicht beliebig ausgeweitet werden können.

Man mag sich vorstellen, daß Eltern von ihren Lebensplänen, die sie vor der Geburt ihrer Kinder hatten und in denen Kinder vielleicht gar keinen Raum hatten, nicht Abstand nehmen wollen. Oder daß sie vielleicht noch gar keine Lebenspläne entwickelt hatten und nun nicht gewillt sind, weitere Perspektiven zu entwickeln. Ein kleines Kind entwickelt sich dann bald zu einem störenden Element. Das Kind wird dann vielleicht »wegorganisiert«, indem es

- (eventuell ganztägig) in Krippe, Kindergarten oder Hort kommt;
- stundenlang allein gelassen wird (z.B. als Zweijähriges im Laufstall)
- zeit- und arbeitssparend versorgt und gefüttert wird (vielleicht umschichtig),
- nicht mehr angesprochen bzw. auf später vertröstet wird[16],
- für längere Zeiträume bei den Großeltern, Pflegeeltern oder Tagesmüttern wohnt.

Damit befinden wir uns wieder in einer Grauzone, mit einerseits weithin üblichen Verhaltensweisen, andererseits deutlichen Merkmalen von Beliebigkeit. Wir zögern dennoch, von Vernachlässigung zu sprechen, weil Elternfunktionen auf andere Personen und auf Institutionen *delegiert* werden, die dafür bereitstehen.

---

15 Vgl. auch die Definition von »Vernachlässigung« auf S. 53.
16 Vgl. das Kinderbuch »Jetzt nicht, Herbert«. David McKee, München 1980 (Parabel-Verlag)

5.4 Vernachlässigung: Schädliche Beliebigkeit

Damit jetzt keine ungenauen Vorstellungen entstehen: Wenn ein Elternteil sein Kind nicht versorgt – mit Nahrung, Gesundheit, Hygiene, Beachtung oder was immer – aus dem Motiv heraus, das Kind mittels dieser geringen Versorgung zu bestrafen oder sich an dem Kind zu rächen, handelt es sich dem Motiv nach um *psychische Mißhandlung*!

Wenn das Kind dagegen als hinderlich für die eigenen Lebenspläne angesehen wird und nach dem Motto »aus den Augen, aus dem Sinn« in ein unsichtbares Kind verwandelt wird, handelt es sich dem Motiv nach um eine *Vernachlässigung*. Das kann geschehen, indem ein Elternteil das Kind

- buchstäblich *vergißt* und es nur versorgt, wenn es ihm gerade in den Sinn kommt,
- *aus seinen Vorstellungen streicht*, es nicht mehr anspricht oder jedes Mal wegschickt,
- *wie ein lästiges Subjekt behandelt*, das nicht von selbst verschwindet und das dann vielleicht buchstäblich ausgehungert oder ausgeräuchert wird.

Vernachlässigung als »Arme-Leute-Verhalten« wird bei diesen lediglich leichter registriert. Die gleichen Merkmale in einer gutsituierten Familie erscheinen dort als

- Tagesmutter und Babysitter bis zum dritten Lebensjahr;
- Ganztagskindergarten/Hort und Au pair bis zum zehnten Lebensjahr,
- danach als Internat.

Auf diese Weise können die Eltern durchaus erreichen, daß sie ihr Kind wochenlang nicht zu Gesicht bekommen.

Auch in diesem Fall handelt es sich um eine Kindesmißhandlung, weil

- der Erwachsene seine eigenen Bedürfnisse *rücksichtslos* durchsetzt,

Vernachlässigung liegt vor, wenn ein verantwortlicher Erwachsener ein Kind aus der zentralen Einstellung heraus nicht (ausreichend) mit Nahrung, Gesundheit, Hygiene, Beachtung versorgt, weil ihn das Kind an seiner Selbstentfaltung hindert oder dabei stört, und er es darum möglichst wenig beachtet, völlig negiert oder sogar ganz aus seinem Umfeld oder seinem Bewußtsein entfernt.

- die Unterlassungen des verantwortlichen Erwachsenen vom Motiv her *unverantwortlich* sind, da das Kind völlig ungeschützt ist, und
- das Kind keinerlei Kontrolle über die Situation hat.

Eine *Verarbeitung der Erfahrung durch das Kind ist ausgeschlossen*, da dieses seine Situation gerade wegen der Vernachlässigung in den meisten Fällen weder richtig einordnen noch durchschauen und meistens auch gar nicht wahrnehmen kann (vgl. S. 27).

Vernachlässigung ist von außen nicht leicht zu erkennen, denn

- körperliche Vernachlässigung ist ohne genauere Kenntnis der Situation von den Erscheinungsformen äußerster Armut kaum zu unterscheiden;
- bei der Nichtversorgung könnte es sich auch um eine Straf- oder Racheaktion handeln, also um psychische Mißhandlung;
- das Nichtverhalten wohlhabender Eltern kann durch entsprechenden Einsatz von Geldmitteln und durch Organisation kaschiert werden,
- wird ein Kind *nur von einem Elternteil vernachlässigt,* kaschiert das die Vernachlässigung, mildert aber auch ihre Folgen.

Am deutlichsten sind noch folgende Zeichen von Vernachlässigung:

- wenn Kinder eine *nicht altersgemäße* Selbständigkeit aufweisen, z.B. schon als Vorschulkinder den ganzen Tag allein in der Wohnung und auf der Straße verbringen oder als Grundschulkinder sich selbst und vielleicht noch ein jüngeres Geschwister versorgen;
- wenn Kinder Verhaltensweisen zeigen, die erst bei älteren Kindern *üblich* sind, z.B. schon als Grundschulkinder rauchen und Alkohol trinken;
- wenn Kinder Dinge tun oder tun dürfen, die sonst erst erheblich älteren Kindern *erlaubt* sind, z.B. schon als Grundschulkinder beliebig nach Hause kommen oder das Spätprogramm sehen oder Horrorvideos und Hardcorepornos ansehen;
- wenn Kinder schon vor der Pubertät soziale Erfahrungen völlig getrennt von ihrer Herkunfts- oder Wohnfamilie suchen;
- wenn Eltern pubertierender Jugendlicher keinerlei Kenntnis von deren Umgang und Gedanken haben.

Allerdings kann es auch im »normalen« Umgang zwischen Eltern und Kindern Krisen geben, in denen die gleichen Merkmale zu beobachten sind.

6. Ist das alles?

- Vernachlässigung ist die Behandlung eines Menschen als ob er ein beliebiger Gegenstand sei (vgl. S. 54),
- Mißhandlung die rücksichtslose und vom Kind in keiner Weise kontrollierbare Überschreitung seiner psychischen Grenzen
  - durch einen eigentlich verantwortlichen Erwachsenen,
  - sofern dem Kind dadurch erheblicher Schaden zugefügt wird (vgl. S. 25ff.).

Diese Definition stand am Anfang dieser kleinen Untersuchung der *schlimmen Tat »Mißhandlung«*. Jetzt sind wir schon etwas weiter:

- *Rücksichtslos* handelt der Erwachsene, weil er nicht dazu in der Lage ist, eine angemessene Balance zwischen den eigenen Bedürfnissen, denen des Kindes und von außen herangetragenen Interessen zu halten oder herzustellen. Er kann nur seine eigenen Bedürfnisse sehen und verliert darüber das Kind als lebendigen Menschen mit gleicher menschlicher Würde wie er selbst vollständig aus den Augen.
  - Statt dessen sieht er ein lästiges Subjekt, das er nicht loswerden kann und das er darum negiert und notfalls aushungert oder ausräuchert (Vernachlässigung);
  - oder er sieht ein Ding, eine Art Onaniermaschine oder ein potenz- oder orgasmusförderndes Elixier (sexuelle Mißhandlung);
  - oder er sieht ein gefährliches Monstrum, das nur äußerlich die Gestalt eines Kindes hat, das ihn zerstören will

und das er deshalb aus dem Weg räumen muß (psychische Mißhandlung, eventuell zugleich physische Mißhandlung).

- *Unverantwortlich* handelt er, weil er anstatt das Kind nur sich selbst vor Schaden schützt:
  - Er deutet die Mißhandlungssituation so lange um, bis sie dem Kind ganz anders erscheint (z.B. als Spiel oder als Belehrung), oder
  - manipuliert die Wahrnehmung des Kindes, bis es zwischen Realität und Phantasie nicht mehr unterscheiden kann (z.B. sexuelle Mißhandlung durch einen Verwandten für Gespenster, Monster und schlechte Träume hält), oder
  - er verpflichtet das Kind zur Geheimhaltung, so daß es mit seinen Ängsten und/oder traumatischen Verletzungen völlig allein dasteht.

- *(Psychische) Schäden* erleidet das Kind,
  - durch die Abwesenheit eines verantwortlichen Erwachsenen, so daß die Sicherheit und Geborgenheit ganz oder teilweise fehlen, ohne die ein Kind nicht gedeihen kann;
  - weil das Kind nicht als Kind und lebendiger Mensch gesehen wird und folglich nicht die Förderung und die Anregungen erhält, die für eine altersgemäße Entwicklung erforderlich wären;
  - weil es keinerlei Kontrolle über seine psychischen Grenzen hat, die ständig beliebig überschritten werden können, was die Entwicklung eines angemessenen kindlichen und menschlichen Selbstbewußtseins verhindert;
  - bei aktiven Mißhandlungsformen durch die körperlichen Verletzungen, vor allem aber
  - durch die ständige Angst vor der nächsten Mißhandlung, die eine altersgemäße Entwicklung des Kindes unmöglich macht.

Ist das nun alles? Wird dadurch *jede* Mißhandlung erfaßt? Und alles, was nicht darunterfällt, ist *keine* Mißhandlung?

Wie steht es z.B. mit dem Sadisten, der freundlich lächelnd oder mit zuckersüßer Stimme sagt: »*Was jetzt geschieht, tut mir sehr viel mehr weh als dir.*« Und das Kind dann lächelnd schlägt oder es auf andere Weise quält?

Oder mit dem pädophilen Vater, der sagt: »Wer könnte mein kleines Mädchen besser in die Welt der Sexualität einführen als ihr eigener Vater, der es so zärtlich liebt und der ihm niemals die geringsten Schmerzen zufügen würde?«

Oder mit den geschiedenen Eltern, die sich ihr Kind gegenseitig mit einstweiligen Verfügungen unter Zuhilfenahme des Gerichtsvollziehers aus dem Hause holen?

Wie steht es mit all den Grenzfällen, den Menschen mit abweichenden Neigungen, den psychisch Kranken, den Gepeinigten und selbst Geschundenen und mit den überforderten Eltern? Darauf läßt sich sicher keine Antwort geben, die jeden Menschen zufriedenstellen wird.

Zum Beispiel gibt es Organisationen von Pädophilen und pädophile Forscher, die allen Ernstes behaupten, daß es für Kinder kaum etwas Besseres gibt als sexuelle Beziehungen mit Erwachsenen, und die empirische Untersuchungen mit diesem Ergebnis durchführen. Ich halte es für möglich, daß diese Pädophilen *tatsächlich* glauben, was zunächst wie eine reine Schutzbehauptung klingt (und in den meisten Fällen ist) – trotz Hunderttausender Erwachsener, die als Kinder sexuelle Beziehungen mit Erwachsenen hatten und nun den größten, wenn nicht überwiegenden Anteil der Psychotherapiepatienten, Drogenabhängigen, Prostituierten und Suizidalen stellen (weit zahlreicher als ihr Anteil an der gesamten Bevölkerung). Aber was bedeutet das? Diese Pädophilen sind aus *inneren Gründen nicht dazu in der Lage*, verantwortlich zu handeln. Sie bringen Kinder *guten Glaubens* in erhebliche Gefahr. Wie soll eine Gesellschaft damit umgehen?

Oder suchtmittelabhängige Eltern, die für sich selbst nicht die geringste Verantwortung übernehmen können und ihre eigenen Grenzen längst verloren haben. Diese Eltern überschreiten die psychischen Grenzen ihrer Kinder, weil die Sucht ihnen Selbstkontrolle, Selbstachtung und schlimmstenfalls jede intellektuelle, seelische und soziale Substanz genommen hat und damit jede Voraussetzung für verantwortliches Handeln. Wenn sie vielleicht selbst als Kinder niemals eine verantwortungsvolle Behandlung erfahren haben, bringen diese Erwachsenen Kinder aus eigener sozial »ererbter« großer Schwäche und großer Not in erhebliche Gefahr. Wie soll die Gesellschaft damit umgehen?

Oder eine minderjährige Mutter, selbst noch ein Kind, vom Vater ihres Kindes und von ihren Eltern verlassen, mit vielen Kuscheltieren im *eigenen* Bettchen. Vielleicht hat sie selbst nie erfahren, wie man *richtig* versorgt wird, und behandelt ihr Kind wie eine Puppe. Wenn sie dann in der Disko ist, vergißt sie für Stunden *tatsächlich*, daß ihr Kind zu Hause ist und vielleicht versorgt werden müßte. Wie soll eine Gesellschaft damit umgehen?

7. Welche Mißhandlung ist am schlimmsten?

7.1 Psychische Mißhandlung als Anteil jeder Mißhandlung

Ich erlebe es immer wieder, daß junge Menschen, die nicht sexuell mißhandelt, sondern »*nur*« körperlich mißhandelt, schwer vernachlässigt oder von ihren Eltern psychisch Tag für Tag fertiggemacht wurden, ganz verzweifelt sind. Ihr Leid wird kaum bemerkt. Im gleichen Maß, in dem das Interesse an der Problematik sexueller Mißhandlung wächst, scheint das Interesse an der Problematik der körperlichen oder psychischen Mißhandlung, oder an der körperlichen oder psychischen Vernachlässigung zurückzugehen.

Dabei sind diese Formen der Mißhandlung keineswegs seltener als die sexuelle Mißhandlung (vgl. S. 112), und die Folgen sind nicht weniger schwerwiegend. Die katastrophalen Folgen für das Kind und den späteren Erwachsenen kommen nicht etwa vom »*sexuellen*« Charakter der sexuellen Mißhandlung, wie fälschlich vielfach angenommen wird. Die katastrophalen Folgen kommen zustande:

1) weil ein junger Mensch oft über Jahre erfährt, daß er behandelt wird, als wenn er völlig *wertlos* wäre;
2) weil ein mißhandeltes Kind völlig *machtlos* ist, sein Schicksal überhaupt nicht beeinflussen kann; und
3) Weil es völlig *hilflos* ist; d.h. niemand hilft ihm, und es kann sich nach einiger Zeit auch nicht mehr vorstellen, daß jemand ihm helfen könnte.

   Das ist wieder ein Ergebnis der Manipulation; denn der Mißhandler erzwingt das Schweigen des Kindes, indem er mit Vernichtung des Heiligsten droht, das dem Kind noch

geblieben ist: »Vater kommt sonst ins Gefängnis«; »Ich bring dich sonst um«; »Ich erzähle alles der Mutter«; »Du kommst dann ins Heim«; »Niemand wird dir glauben«; »Ich schlachte dein Meerschweinchen«.
Schrecklich ist: Die Drohung wird oft genug wahr. Wenn das Kind in seiner Verzweiflung doch noch Helfer sucht, wird ihm oft genug nicht geglaubt, und danach wird in aller Ruhe jahrelang weiter vernachlässigt, geprügelt oder sexuell mißhandelt. Oder es kommt tatsächlich ins Heim und wird dort wie ein gefallenes Mädchen behandelt und oft genug weiter mißhandelt. Oder das Meerschwein wird ermordet; und manchmal auch das Kind;

4) weil es von einem Erwachsenen für dessen Zwecke *rücksichtslos manipuliert* wird. Besonders infam, obwohl aus der Perspektive des Mißhandlers nachzuvollziehen, daß dem Kind suggeriert wird, an seinem Unglück selbst schuld zu sein, bei physischer Mißhandlung, weil es so *böse* ist.
Für die sexuelle Mißhandlung ist typisch, daß dem Kind oft kein anderer Ausweg gelassen wird, um ein bißchen Zuwendung zu bekommen, als die Mißhandlung. Die Schuld des Kindes liegt dann angeblich darin, daß es so verführerisch ist oder daß es die Mißhandlung *auch* genießt und z.B. Orgasmen hat;
5) weil diese Manipulation es dem Kind unmöglich macht, sich mit den schlimmen Erfahrungen und mit den erlittenen Verletzunges *auseinanderzusetzen*, so daß seine Ich-Entwicklung unterbrochen oder es sogar auf eine frühere Entwicklungsstufe zurückgeworfen wird.

Ich meine, daß schon diese wenigen Hinweise genügen, damit deutlich wird, daß nicht die Art der Mißhandlung, also z.B. die sexuelle Art der Mißhandlung, zu katastrophalen Folgen für das Kind führt, sondern die mit jeder Mißhandlung stets einhergehende *psychische Beeinträchtigung*.

Die Folgen sind weitgehend die gleichen, bei sexueller wie bei jeder anderen Mißhandlung. Vor allem wenn es sich um lange Zeit anhaltende Mißhandlung im sozialen Nahbereich des Kindes handelt, die diesem jede Rückzugs- und jede Verarbeitungsmöglichkeit nimmt, scheinen die Folgen denen ähnlich zu sein, die für die unschuldigen KZ-Opfer festgestellt wurden, soweit diese überlebten. Es ist also nicht ganz zufällig, wenn heute oft von Überlebenden gesprochen wird, wenn es um Erwachsene geht, die früher mißhandelt wurden.

7.2 Erlittene eigene Mißhandlung und Karriere als Täter bzw. Opfer

Die schlimmste aller Folgen ist, daß sehr viele mißhandelte Kinder durch die Mißhandlung so schwer geschädigt werden, daß sie entweder

- ihr Leben lang selbst Kinder oder andere machtlose Menschen, z.B. Frauen, sexuell oder anders mißhandeln oder
- ihr Leben lang immer wieder in die Rolle des Opfers geraten und z.B. ständig unglückliche Partnerbeziehungen eingehen, in denen sie von ihrem Partner oder ihrer Partnerin belogen und betrogen werden oder von ihrem Ehemann vergewaltigt oder mißhandelt werden oder in die Rolle einer Prostituierten geraten.

Abstrakt ausgedrückt: Diesen Menschen war es in der Kindheit und Jugend nicht gestattet, ihre Grenzen zu wahren. Häufig oder sogar in jedem Augenblick mußten sie erfahren, daß ihre Grenzen rücksichtslos mißachtet und überschritten wurden. Sie lernen darum nicht, mit Grenzen umzugehen, weder mit denen anderer Menschen noch mit den eigenen:

- Das erste macht sie zu *potentiellen* Mißhandlern, Vergewaltigern, Kriminellen;
- das zweite macht sie zu *potentiellen* Opfern von Grenzüberschreitungen und Gewalt in Beziehungen, potentiellen Suchtopfern, potentiellen Prostituierten, potentiell verwahrlosten Menschen.

Und wohlgemerkt, diese Folgen sind weitgehend unabhängig von der Art der Mißhandlung, ob es sich nun um sexuelle Mißhandlung oder Schläge gehandelt hat. Zum Beispiel hat man festgestellt, daß ca. 1/4 aller inzestuösen Väter, also der Väter, die ihre Kinder sexuell mißhandeln, selbst *sexuell* mißhandelt wurde. Viel häufiger wurden sie in ihrer Kindheit aber physisch oder psychisch mißhandelt.

Wie jemand die erlittene Mißhandlung später ausagiert, scheint nun geschlechtsspezifisch zu sein. Wie es den erlernten und in unserer Gesellschaft nach wie vor weitgehend erhaltenen Geschlechterrollen entspricht,

- agieren männliche Opfer der Mißhandlung diese *überwiegend aktiv* aus, d.h., sie verletzen andere Menschen auf vielfältige Weise;
- weibliche Opfer dagegen agieren *überwiegend passiv* und werden wiederum zu Opfern, werden im Laufe ihres Lebens also vielfach verletzt.

So wurde in letzter Zeit bekannt, daß Frauen, die sich wegen der Folgen der erlittenen sexuellen Mißhandlung in Therapie begeben, besonders häufig von ihrem Therapeuten sexuell mißhandelt werden. Und – es ist genau wie in der Kindheit: Der Therapeut gibt dann der Frau, seiner Patientin, die Schuld an seinem sexuellen Übergriff. Sie sei so aufreizend gewesen oder habe ihn verführt, oder er habe es aus Mitleid getan usw.[17]

So kommt zustande, was z.B. die Frauenbewegung in überzeugender Weise nachgewiesen hat und immer noch nachweist:

- Immer wieder findet man in unserer Gesellschaft *Männer in der Rolle von Gewalt-Tätern.* Dabei kann die Gewalt vielfältigster Art sein; es ist also nicht nur sexuelle Gewalt gemeint.

---

17 Aktuelle Bücher zu diesem Thema z.B.: Heyne 1991; Krutzenbichler/Essers 1991; Pope/Bouhoutsos 1992; Hensch/Teckentrup 1993.

- Und immer wieder finden sich in unserer Gesellschaft *Frauen und Kinder in der Rolle von Gewalt-Opfern.* Wiederum ist nicht nur sexuelle Gewalt gemeint.

Noch eine Information ist sehr wichtig, obwohl bisher kaum im Bewußtsein der Öffentlichkeit: Es ist nicht etwa so, daß der Mißhandler eines Tages eine Art »Coming-out« hat und dann anfängt zu mißhandeln; oder daß er sich plötzlich auf seine Tochter stürzt und diese vergewaltigt. In Wirklichkeit fängt der Erwachsene, der schließlich als Mißhandler auffällt, mit eigener Mißhandlung anderer Menschen an, wenn er selbst mißachtet wird, häufig also sexuell oder auf andere Weise mißhandelt wird, d.h. als Kind oder als Jugendlicher.

Das wird z.B. durch ein Ergebnis aus der großen Repräsentativbefragung des amerikanischen Sozialwissenschaftlers Finkelhor deutlich[18]. Diese Befragung wirkte sehr stark meinungsbildend und ist auch eine der Grundlagen der hier vorgelegten Diskussion von Häufigkeitsangaben bezüglich sexueller Mißhandlung (vgl. ab S. 97). Finkelhor fand, daß 27% aller befragten Frauen als Mädchen sexuell mißhandelt wurden – eine häufig zitierte und leider häufig falsch interpretierte Untersuchung. Ein kaum beachtetes Ergebnis dieser Befragung ist, daß ein Mädchen, sofern es einen großen Bruder hat, von diesem mit deutlich höherer Wahrscheinlichkeit sexuell mißhandelt wird als von seinem leiblichen Vater!

Faßt man die bisherigen Ergebnisse zusammen, kommt man zu zwei Kernaussagen, die lauten:

1) Mißhandlung jeder Art zerstört vor allem die Fähigkeit eines Menschen, die Grenzen anderer zu achten und die eigenen Grenzen zu wahren.
2) Die Karriere des Mißhandlers beginnt früh, nämlich wenn er selbst in irgendeiner Weise mißhandelt oder zumindest mißachtet wird, also wenn er bzw. sie selbst noch ein Kind ist.

---

18 Finkelhor 1990.

Diese Erkenntnisse sind von größter Bedeutung oder sollten es sein, wenn es um

- die Prävention vor sexueller oder anderer Mißhandlung geht und auch um
- mögliche Hilfen für mißhandelte Menschen und auch um
- Mißhandler, also die Menschen, die andere sexuell oder auf andere Weise mißhandeln. Auch diese Menschen brauchen dringend Hilfe. Und wenn man ihnen helfen könnte, wäre das zugleich die größte Hilfe für die Kinder, die andernfalls von ihnen mißhandelt würden.
- »Hilfe statt Strafe« ist die Leitlinie des Deutschen Kinderschutzbundes. Diese zielt zum einen darauf, daß Familien, in denen Mißhandlungen vorkommen, nicht automatisch auseinandergerissen werden sollen, indem die Erwachsenen ins Gefängnis und die Kinder ins Heim kommen.
- Noch wichtiger und viel zuwenig beachtet ist die Tatsache, daß ein bestrafter sexueller Mißhandler, dem nicht zumindest *auch* geholfen wird, mit größter Wahrscheinlichkeit bis an sein Lebensende weiterhin eigene und fremde Kinder mißhandeln wird, unterbrochen nur von seinen Aufenthalten im Gefängnis und in der Psychiatrie.

Zum Schluß dieses Abschnitts noch ein tröstlicher Hinweis: Sehr viele Opfer von Gewalt in der Kindheit scheinen es zu schaffen, sich aus diesem Teufelskreis zu befreien und nicht selbst wieder zu Mißhandlern zu werden. Wie sie das schaffen, welche Einflüsse also besonders hilfreich sind, ist nur teilweise aufgeklärt (vgl. S. 71f.).

Und umgekehrt: Daß jemand aus heiterem Himmel, aus einer behüteten Kindheit, geordneten Jugend und gesicherten erwachsenen Existenz plötzlich anfängt, Kinder zu mißhandeln, kommt nach meiner Kenntnis nicht vor. Es gibt da immer ein ganzes Geflecht von Voraussetzungen und Bedingungen (vgl. das folgende Kapitel 8). Und zur Miß-Handlung kommt es, wenn er über keine Verhaltensweise verfügt, um den Anforderungen seines Daseins in positiver Weise aktiv und handelnd zu begegnen.

Aber: Wer von uns verfügt schon über den Schatz einer behüteten Kindheit, geordneten Jugend und gesicherten erwachsenen Existenz? Das ist wahrscheinlich eine Minderheit. Und so können sehr viele Menschen irgendwann in die Lage geraten, daß sie Kinder oder schwächere Personen mißhandeln oder vernachlässigen.

7.3 Verantwortung und Schuld – oder: Sind Täter auch nur Opfer?

Noch ein Hinweis erscheint mir notwendig, um Mißverständnisse zu vermeiden. Ich habe ja nun gezeigt, daß es vielfältige Gründe gibt, warum jemand zum Mißhandler werden kann. Ja sogar, daß mißhandelt werden und mißhandeln in mancher Hinsicht zwei Seiten einer Medaille sein können. Man könnte das in der Weise mißverstehen, daß Mißhandler entschuldigt werden sollen, etwa in dem Sinne: Wer mißhandelt, ist ja auch nur ein Opfer.

Das ist nicht meine Auffassung. *Es geht mir darum zu zeigen, daß die Mißhandlung prinzipiell verstehbar ist. Auch, daß der Mißhandler Hilfe braucht, und zwar je früher, desto besser. Und es wird keine Hilfe möglich sein, wenn die Mißhandlung unverstanden bleibt. Daß die Handlung eines Menschen verstehbar ist, entbindet diesen Menschen aber weder von der eigenen Verantwortung für seine Handlung noch von Schuld. Und – »alles verstehen« heißt nicht »alles verzeihen«.*

– Viele Überlebende von Mißhandlung kommen vielleicht in jahrelanger innerer Arbeit oder in jahrelanger Therapie schließlich dazu, daß sie ihre Mißhandlung verstehen. Verzeihen können sie dem Mißhandler oder den Mißhandlern und auch den Personen, die sie nicht geschützt haben, häufig nicht.

– Es gibt auch Mißhandler, die ihre eigene Lebensgeschichte durcharbeiten und schließlich verstehen und somit auch zu neuen Handlungsmöglichkeiten gelangen. Dafür gibt es viele eindrucksvolle Beispiele, z.B. in der Sendereihe »Das verlorene Paradies«, die vor einiger Zeit in der ARD lief. Auch diese können sich nicht verzeihen, sondern müssen mit ihrer Schuld weiterleben.

Zuletzt noch: Beim Vater-Kind-Inzest ist oft die Rede von der Mitschuld der Mutter, die nichts gesehen hat und nicht geholfen hat. Sogar von der Mitschuld des Kindes wird in diesem Zusammenhang oft gesprochen. Das erinnert sehr an die schlimme Diskussion um die Mitschuld von Vergewaltigungsopfern, wenn diese sich angeblich nicht genügend gewehrt haben.

Man muß sich das einmal vorstellen: Kein Mensch würde von einer Mitschuld des Bankangestellten sprechen, wenn der sich bei einem Raubüberfall nicht gewehrt hat oder gar von einer Mitschuld der Ehefrau des Bankräubers. Allenfalls würde man die Frau der Mitwisserschaft beschuldigen.

Um es noch einmal klar zu sagen: *Weder der nichtmißhandelnde Elternteil noch gar das Kind ist schuld an der Mißhandlung, sondern nur der Mißhandler oder die Mißhandlerin! Denn diese tragen allein die Verantwortung für ihre Tat.* Der nichtmißhandelnde Elternteil könnte allenfalls der unterlassenen Hilfeleistung schuldig sein, sofern er die Tat wirklich erkannt hat, oder der Beihilfe, wenn es dem Mißhandler das Kind zur eigenen Entlastung zugeführt hat (was leider nicht selten vorkommt). Und das Kind ist beteiligt – wie der Bankkassierer –, aber selbstverständlich nicht schuldig, und wenn das Kind oder der Kassierer sich noch so ungeschickt benommen haben sollten.

Daß Elternteile, die ihr Kind nicht geschützt haben, oder Kinder wegen ihrer Beteiligung an der Mißhandlung, sich schuldig *fühlen* können, steht auf einem anderen Blatt und ist keine Frage der Moral, sondern der Psyche!

Noch ein Hinweis ist hier angebracht: Jüngere Kinder, durchaus bis zum Alter von zehn Jahren oder älter, sehen ihre Eltern in vielen Fällen wie eine Einheit, d.h., sind davon überzeugt, daß ihre Mutter alles weiß, was sie dem Vater erzählen oder mit diesem erlebt haben, und umgekehrt. Oft entspricht das ja auch weitgehend der Realität, wenn die Eltern sich gegenseitig alles erzählen. Ich meine, daß vor allem bei kleineren Kindern die subjektive Überzeugung, daß die Mutter von der Mißhandlung durch den Vater gewußt haben muß, auch auf diese Weise zustande kommen kann!

8. Wie wird man zum Mißhandler: Theorien der Mißhandlung

8.1 Theorien körperlicher/psychischer Mißhandlung

Kindesmißhandlung, zumindest soweit es sich um schwere Formen mit weitreichenden Folgen handelt, galt bis in die Gegenwart als seltenes bis extrem seltenes Ereignis. Unter diesen Umständen reichten einfache, monokausale Erklärungsmuster aus.[19] So klassifiziert Köttgen[20] Kindesmißhandler als

- Primitive,
- Psychopathen,
- Trinker und
- Asoziale,

d.h. als *(erb-)kranke* oder *abnorme* Persönlichkeiten. So verdienstvoll z.B. Trube-Becker[21] sein mag, ist sogar noch hinter ihren aktuellen Schriften diese Auffassung zu spüren. Dieses *psychopathologische Erklärungsmodell* ist sehr problematisch. Denkt man es konsequent weiter, bleibt für den Mißhandler nur die Einschließung ins Gefängnis oder in die Anstalt. Konsequenzen für die Gesetzgebung (außer der Festlegung eines hohen Strafmaßes), Erziehungsmaßnahmen, Entwicklung von Therapieformen, Veränderung von Lebensumständen sind nicht erforderlich. Eine weitere wissenschaftliche Untersuchung ist weitgehend entbehrlich. Es handelt sich demnach um

---

19 Die folgende Darstellung orientiert sich an Wegner 1989, S. 21–38.
20 Köttgen 1969.
21 Trube-Becker 1982.

ein Randgruppenphänomen, mit dem die normale Wohnbevölkerung und natürlich vor allem die in dieser Richtung argumentierenden Theoretiker nichts zu tun haben.

Als seit Ende der 60er Jahre immer deutlicher wurde, in welch erschreckendem Ausmaß Kindesmißhandlung tatsächlich vorkommt, und retrospektive Befragungen ergaben, daß mißhandelnde Eltern aus allen sozialen Schichten und allen Berufsgruppen kommen können[22], wurden diese Erklärungsansätze immer unbefriedigender, da die Gene und/oder Gehirnschäden das *massenhafte* Vorkommen von Kindesmißhandlung nicht ausreichend erklären können. Es lag dann der Gedanke nahe, daß die Ursache in der Vergangenheit der jeweiligen Täter liegen könnte: Wer mißhandelt, ist selbst *ehemaliges Opfer*. Dieser *psychodynamische Ansatz* wurde vor allem von B. Steele und C. Pollock[23] begründet, die nach umfangreichen psychoanalytisch orientierten Interviews mit Eltern, die ihre kleinen Kinder gravierend körperlich mißhandelt hatten, die Psychodynamik der Kindesmißhandlung folgendermaßen beschreiben:

- Eltern, die selbst in ihrer Kindheit überwiegend psychischer Mißhandlung ausgesetzt waren, entwickeln vielfach ein geringes Selbstwertgefühl mit hohen Bedürfnissen nach Zuwendung und Akzeptanz.
- Diese Wünsche werden aber vielfach im erwachsenen Leben nicht erfüllt, vor allem weil solche Personen oft Partner mit ähnlichen Sozialisationserfahrungen wählen.
- Dann richten sich alle Wünsche und Hoffnungen solcher Eltern auf das Kind. Das Kind muß aber versagen, da es diese Wünsche und Hoffnungen gar nicht erfüllen kann und im Gegenteil, statt zu geben, noch fordert (fordern muß!).

---

22 Es geht in diesem Zusammenhang um das Gewaltpotential, das während der Antivietnamkriegsbewegung und der sogenannten Studentenbewegung aufgedeckt wurde. Durch die »Entdeckung« der sexuellen Mißhandlung etwa seit Beginn der 80er Jahre wurden diese Zusammenhänge dann noch viel deutlicher.

23 Steele/Pollock 1978, S. 161–243.

– Dann kann es geschehen, daß die Eltern sich nun mit ihren eigenen strafenden Eltern identifizieren und das eigene (böse oder schlechte) Kind so oder ähnlich strafen, wie ihre eigenen Eltern sie selbst (damals das böse oder schlechte Kind) gestraft haben.

Tatsächlich wird die Grundannahme, daß mißhandelnde Eltern ihre eigenen leidvollen Kindheitserfahrungen weitergeben, durch zahlreiche Untersuchungsbefunde weitgehend gestützt, auch wenn sich die Zusammenhänge im Detail doch noch komplizierter darstellen, als das in diesem kurzen Überblick möglich ist.[24] In der Gesellschaft hat diese These ebenfalls eine außerordentlich hohe Akzeptanz, wie z.B. an der großen Popularität und den hohen Auflage der Bücher von Alice Miller[25] abzulesen ist, in denen diese These immer wieder vertreten und auf vielfältige Weise belegt wird. Damit reicht der psychodynamische Erklärungsansatz wesentlich weiter als psychopathologische Erklärungsmodelle, da er außer der Persönlichkeit des Täters auch dessen Lebensgeschichte und seine Lebensumstände einbezieht. Er ist dennoch in mancher Hinsicht auch problematisch, da sein Schwerpunkt ebenfalls im individuellen Bereich liegt – Betroffene müßten sich ja demnach »am eigenen Schopf aus dem Sumpf ziehen«! So können seine Vertreter kaum Hoffnung machen, diesen Kreislauf der Gewalt zu durchbrechen. Gerade in dieser Hinsicht decken sich die Befunde mit diesem Theorieansatz jedoch *nicht*! So finden Hunter und Kilstrom[26], daß ehemals mißhandelte Eltern, die sich intensiv mit ihrer Kindheit auseinandergesetzt hatten, ihr eigenen Kinder gut betreuen konnten. Herrenkohl u.a.[27] bestätigen diesen Aspekt: Zum Beispiel

---

24 Einen ausführlichen Überblick über Untersuchungsergebnisse bietet Engfer 1986, S. 50–56.

25 Miller, z.B. 1979, 1980, 1981, mit Neuauflagen und weiteren Bänden bis in die Gegenwart.

26 Hunter/Kilstrom 1979.

27 Herrenkohl u.a. 1983.

können eine liebevolle, stützende Partnerbeziehung, andere Sozialkontakte und eine gute Begabung die Kindheitserfahrungen der Mißhandlung kompensieren.

Allgemein gesprochen reicht der *eine* Grund der eigenen negativen Kindheitserfahrungen nicht aus, daß es tatsächlich zur Kindesmißhandlung kommt. Vor allem scheint der Gedanke nahezuliegen, daß auch Umweltfaktoren eine wesentliche Rolle spielen. An dieser Stelle setzen *soziologische Erklärungsmodelle* an. Soziologisch orientierte Theoriebildung[28] geht von folgender Grundannahme aus: Wer mißhandelt, ist durch vielfältige Lebensbelastungen *überfordert*, hat keine soziale Unterstützung und gibt die Überforderung als Aggression in der Form weiter, in der er sie in seiner Herkunftsfamilie erlebt hat. Kindesmißhandlung wird unter diesem Modell überwiegend als Aggression gesehen und aggressives Erziehungsverhalten als Antwort auf strukturelle Gewalt in der Gesamtgesellschaft. Die Mißhandlungserfahrung aus der eigenen Kindheit, als Folge der gleichen strukturellen Gewalt, liefert den mißhandelnden Erziehern ein Modell für das Umgehen mit der eigenen Frustration und daraus resultierenden aggressiven Impulsen.

Diese These erscheint zunächst sehr plausibel und ist auch verdienstvoll, da sie den Blick auf gesellschaftliche Bedingungen lenkt, auf die der mißhandelnde Elternteil kaum nennenswerten Einfluß nehmen kann. Problematisch ist der (zu) hohe Verallgemeinerungsgrad, da die Auswirkungen »struktureller Gewalt« auf einen einzelnen mißhandelnden Elternteil kaum greifbar sind. Ein weiteres Problem besteht in der Anwendung der Frustrations-Aggressions-Hypothese (Frustration führt zu aggressiven Reaktionen der frustrierten Person = »Frustration führt zu Aggression«), die sich empirisch nicht halten läßt. Lebensbelastungen sind keineswegs *automatisch* gewaltauslösend; vielmehr ist das nur *eine* von mehreren Reaktionsmöglichkeiten, abhängig von individuellen Erfahrungen und Lern-

---

28 Gil 1975.

prozessen.[29] Zudem kann der soziologische Ansatz, wie alle anderen monokausalen Erklärungsansätze, nicht erklären, warum viele Eltern (in diesem Fall Eltern in deprivierter sozialer Situation) ihr Kind *nicht* mißhandeln und auch nicht alle Kinder in der gleichen Familie mißhandelt werden.

An dieser Stelle setzten *sozial-situationale Erklärungsmodelle* an. Diese gehen von der Grundannahme aus: »Wer mißhandelt, hat ein Problem der *Passung*«. D.h., Eltern und Kind passen nicht gut zusammen, so daß dann auch das Kleinkind schuldlos und unwillentlich zu dem Angriff beiträgt. Weil es nur in diesem Zusammenhang Zuwendung kennengelernt hat, kam dann auch das Kind (unabsichtlich oder unbewußt) an der Aufrechterhaltung der Mißhandlung mitwirken, damit der übliche Ablauf Mißhandlung ↔ Zuwendung nicht unterbrochen wird. Ist der Kreislauf von Provokation und Mißhandlung erst einmal etabliert, können Verhaltensauffälligkeiten und Entwicklungsstörungen beim mißhandelten Kind dazu verleiten, dem Kind eine Mitschuld an der Mißhandlung zu geben. Justice[30] beobachtet, daß Schwestern und Sozialarbeiter, die mißhandelte Kinder betreuen, manchmal äußern, sie könnten nachempfinden, warum gerade dieses Kind mißhandelt wurde. Martin[31] drückt das so aus: »Das Kind lädt zur Mißhandlung ein.« Hier setzen sozial-situationale Erklärungsmodelle an, die Bedingungen angeben, unter denen eine gestörte Eltern-Kind-Interaktion bis hin zu ausufernden Bestrafungen und zur Mißhandlung führen kann[32].

Ein »Beitrag« des Kindes kann darin bestehen, daß es eine Frühgeburt oder ein besonders leichtgewichtiges Kind ist. Ein solches Baby zeigt ein Verhalten, das größere Anforderungen an die Betreuung stellt. Es erfordert ein erhöhtes Maß an Pflege, schreit mehr und schriller, ist meist unattrak-

---

29 Eine ausführliche und kritische Diskussion dieses Zusammenhangs findet sich in Verres/Sobez 1980.
30 Vgl. Justice 1976.
31 Vgl. Martin 1976.
32 Vgl. Engfer 1986, S. 86ff.

tiv, weil unausgereift und belohnt die Bezugsperson seltener durch Zuwendung als ausgereifte Kinder. Dazu kommt, falls ein Aufenthalt auf der Intensivstation erforderlich ist, daß die Krankenhausroutine vielfach das Entstehen eines Frühkontaktes zwischen Eltern und Kind erschwert. Ähnliches gilt, wenn ein Kind kränklich ist und im ersten Lebensjahr häufig und über längere Zeiträume hospitalisiert wird. Allerdings ist nicht das Faktum der Frühgeburt oder der Kränklichkeit an sich entscheidend, sondern dessen psychologische Verarbeitung, d.h. mögliche Gefühle der Unzulänglichkeit und Überforderung, die Enttäuschung über das Aussehen, die Unsicherheit der Eltern und das Maß, in dem die Eltern durch das Schreiverhalten erregt werden. Weitere Merkmale des Kindes, die sich in dieser Richtung auswirken können, zu denen aber z.T. uneinheitliche Befunde vorliegen, sind Behinderung, »falsches«, d.h. nicht erwünschtes Geschlecht, unattraktives Aussehen oder das Temperament des Kindes, wodurch der Beziehungsaufbau zwischen Eltern und Kind gestört werden kann.

In jedem Fall erscheint es erforderlich, den weiteren *Interaktionsprozeß* zwischen Eltern und Kind zu betrachten. Denn ein kompetenter, ausgeglichener Elternteil ist in der Lage, auch ein »schwieriges« Kind so zu betreuen, daß das problematische Verhalten sich verringert, bzw. seine anfängliche Enttäuschung so zu verarbeiten, daß diese als eigener Anteil (und nicht des Kindes!) erlebt werden kann. Ebenso kann ein hektischer, wenig einfühlsamer Elternteil eine Entwicklung in Gang bringen, die aus einem »pflegeleichten« Kind ein abweisendes, wenig belohnendes Kind entstehen läßt. Später mißhandelnde Elternteile zeigen schon relativ früh Probleme mit der Passung, d.h. können sich nicht gut auf ihr jeweiliges Kind einstellen.[33] Die Mütter (bzw. Väter) sind entweder emotional zuwenig verfügbar und/oder gehen nicht, zu spät oder nicht vorhersagbar auf kindliche Zeichen ein. Dann kann sich das

---

33 Vgl. Engfer 1986, S. 96.

Verhaltensmuster eines ständigen Machtkampfs entwickeln, ausgelöst z.B. durch elterliche Forderungen, denen das Kind nicht nachkommen will oder kann. Die Eskalation zwischen Eltern und Kindern über Schreie, Schläge und resignative Rückzüge der Mutter (des Vaters) kann dann bis hin zur Kindesmißhandlung gehen.[34]

Auch die hohe Erregung mißhandelnder Eltern ist nur aus dem Interaktionsprozeß zu verstehen. Wenn die (nicht gut zu dem Kind passende) Mutter (bzw. der Vater) erlebt, daß ihr Kind nicht oder scheinbar aggressiv auf ihre Interventionen reagiert, wird verständlicher, daß sie schließlich mit »ohnmächtiger Gewalt« zuschlägt. Es gibt zahlreiche Befunde[35], nach denen mißhandelnde Mütter (bzw. Väter) viel eher und heftiger auf relativ harmloses kindliches Verhalten reagieren. Sie verlieren schon bei den ersten Anzeichen eines kindlichen Fehlverhaltens die Nerven, da es für sie offenbar schon Hinweischarakter auf weitere Kämpfe und Ohnmachtserfahrungen hat. Wenn nun die Eltern ihr Kind nach solchen Erfahrungen als bösartig und vorsätzlich erleben, werden die Bestrafungsaktionen wahrscheinlicher und vor allem subjektiv gerechtfertigt. Solche Zuschreibungen gelten als wichtigste Bedingung zur Prognose harter Strafmaßnahmen.[36]

Dieses Erklärungsmodell berücksichtigt den Hauptmangel des soziologischen Erklärungsansatzes, daß danach alle in deprivierter sozialer Situation befindlichen Eltern ihre sämtlichen Kinder mißhandeln müßten: Ein »entsprechendes« Kind, das Mißhandlungen geradezu herausfordert, und inkompetente Eltern, die dieser Herausforderung nicht gewachsen sind, müssen als weitere Bedingungen aufeinandertreffen.

Jedes Erklärungsmodell betont unterschiedliche Schwerpunkte und leistet so einen wichtigen Beitrag zur Erklärung

34 Vgl. Patterson 1979.
35 Vgl. z.B. Forehand u.a. 1975; Disbrow 1977.
36 Vgl. Engfer 1986; Larrance u.a. 1983.

des Phänomens der »Kindesmißhandlung« (abgesehen von dem als überholt anzusehenden psychopathologischen Erklärungsmodell). Zwar kann von einem Abschluß der Theoriediskussion und einer »Theorie körperlicher Kindesmißhandlung« bislang nicht die Rede sein, jedoch erfolgt eine Weiterentwicklung vorzugsweise in Richtung eines integrativen Ansatzes in Form *multikausaler Modelle*:

Demnach kommt es wahrscheinlich zur Kindesmißhandlung, wenn

- ein *Kind*, das von seinen Eltern aus bestimmten Gründen als problematisch erlebt wird,

auf *Eltern* trifft, die

- in ihrer eigenen Kindheit kein positives erzieherisches Verhalten erfahren haben und eigene negative Kindheitserfahrungen nicht angemessen verarbeiten konnten und
- sich in einer schwierigen Lebenssituation befinden, der sie nicht oder nur teilweise gewachsen sind, und
- nicht gut zu diesem Kind passen, d.h. auf unangenehme oder unerwartete kindliche Verhaltensweisen mit Gefühlen der Unzulänglichkeit und Überforderung, Enttäuschung und/oder Unsicherheit und entsprechend hektisch, erregt und wenig einfühlsam reagieren, und die,
- wenn ihre Kinder darauf wiederum gar nicht oder aggressiv reagieren, dies als erneute Ohnmachtserfahrung erleben und eine Eskalation in Gang setzen, bis sie schon bei geringsten (und eventuell nur in ihrer Phantasie existierenden) Anzeichen kindlichen »Fehlverhaltens« weitere Kämpfe und Ohnmachtserfahrungen erwarten und entsprechend in hohe Erregung geraten und
- ihr Kind nach solchen Erfahrungen als bösartig und vorsätzlich erleben.

Es entsteht dann die bereits in Kapitel 4, S. 46, dargestellte Situation, daß ein Erwachsener oder älterer Jugendlicher sich in seinem eigenen Bewußtsein in Notwehr vor einer schweren Bedrohung (durch ein kleines Kind!) erlebt!

Wolff[37] hat diesen Ansatz aufgegriffen, indem er Kindesmißhandlung als »psycho-sozio-kulturelles Syndrom« bzw. als »ethnopsychische Störung« definiert. In dieser Form wurde er zur theoretischen Grundlage des vom Kinderschutzzentrum Berlin vorgeschlagenen und vom Bundesministerium für Jugend, Familien und Gesundheit in Auftrag gegebenen Modellversuchs »Hilfen für Kinder in Notlagen«. Dieser fand unter der wissenschaftlichen Leitung von Wolff in der Zeit von 1979 bis 1983 in Berlin und Gütersloh statt und wurde zur Grundlage der Kinderschutzarbeit in den meisten deutschen Kinderschutzzentren.

8.2 Theorien sexueller Mißhandlung

8.2.1 Ältere Versuche der Theoriebildung

Die Entwicklung von Theorien sexueller Mißhandlung war durch fehlende Kenntnisse über mögliche Täter und die Häufigkeit des Vorkommens sehr erschwert. Wenn bis in die 70er Jahre die Vorstellung allgemein verbreitet war, daß sexuelle Mißhandler monströse Gestalten seien, die kleine Mädchen mit Süßigkeiten anlocken und dann unaussprechliche Dinge mit ihnen anstellen, ist das nur mit einer abartigen Veranlagung oder z.B. einer durch Suchtmittelmißbrauch völlig zerstörten Persönlichkeit möglicher Täter, d.h. *psychopathologisch*, zu erklären.

Ein weiteres großes Hindernis stellten die weithin anerkannten psychoanalytischen Denkmodelle dar. In den Anfängen der Psychoanalyse berichteten mehrere Patientinnen, daß sie sexuell mißbraucht worden seien. Freud erwog bekanntlich zunächst, daß die psychischen Störungen der Patientinnen durch den Mißbrauch mitverursacht sein könnten. Aus Grün-

---

37 Vgl. Wolff 1982, 1985; Bernecker/Wolff 1985; Beiderwieden/Windaus/Wolff 1986.

den, die in der Freud-Forschung sehr intensiv und kontrovers diskutiert werden, gelangte er jedoch schließlich zu der Überzeugung, daß der Mißbrauch eine Phantasie oder unbewußte Wunschvorstellung der Patientin sei.[38] Die psychische Funktion dieser unbewußten Wünsche wurde in der Ödipustheorie eingehend und umfassend untersucht und erklärt. Ein *psychodynamischer Erklärungsansatz* sexueller Mißhandlung war damit weitgehend verbaut.

Als schließlich in den 70er Jahren immer deutlicher wurde, daß eine große Zahl von Frauen *tatsächlich* von nahen Angehörigen mißbraucht worden waren und daß es sich dabei keineswegs um Phantasien und unbewußte Wunschvorstellungen handelte, sondern ganz im Gegenteil um erhebliche physische oder psychische Gewalt, fiel das gerade mit dem Erstarken der Frauenbewegung und der immer heftiger werdenden Kritik an patriarchalischen Gesellschaftsstrukturen und machistischem Verhalten zusammen. In der Annahme, daß pubertierende Mädchen von ihren Vätern in Besitz genommen und vergewaltigt würden (und in Unkenntnis, daß überwiegend junge Kinder beiderlei Geschlechts betroffen sind), setzte sich weithin ein *soziologischer Ansatz* durch: Die bestehende Gesellschaft wurde als patriarchalische Gesellschaft beschrieben, in der die Männer die Macht über die Frauen ausüben und diese nicht nur strukturell, in ihrer persönlichen Lebensgestaltung, beruflichen Entwicklung und politischen Mitwirkung, nachhaltig behindern, sondern ihnen auch individuell psychische, physische und sexuelle Gewalt antun – und dies eben nicht nur erwachsenen Frauen, sondern auch jungen Mädchen. Es kam die Vorstellung auf, daß jeder Mann und auch schon jeder Junge ein potentieller Gewalttäter, Vergewaltiger und Mißhandler sei. Auf diese Gefahr – Gewalttäter, Vergewaltiger und Mißhandler zu werden – sollten Jungen schon früh hingewiesen werden. Sie sollten vor allem lernen, sich zurückzuhalten und die Grenzen von Mädchen und Frauen zu ach-

38 Vgl. Masson 1986.

ten.[39] Das Sexuelle wurde bei dieser Art der Theoriebildung weitgehend eliminiert: Es handele sich um Gewalttaten, bei denen die Geschlechtsorgane lediglich als Waffen oder Werkzeuge der Machtausübung eingesetzt würden.

8.2.2 Sexuelle Mißhandlung als Interaktion

Anders als bei der Entwicklung von Theorien der physischen/psychischen Mißhandlung erwies es sich für die sexuelle Mißhandlung als unmöglich, von den vorliegenden Ansätzen auszugehen. Man konnte wohl kaum sagen, daß diese jeweils einen Aspekt besonders betonen und sich somit als Grundlage eines multifaktoriellen Systems eignen. Vielmehr waren diese Ansätze von ausgesprochen falschen Grundannahmen ausgegangen, und vor allem fehlte auch eine sozial-situationale Komponente, wonach die sexuelle Mißhandlung als Element eines Interaktionsprozesses im sozialen Nahbereich des Kindes begriffen werden konnte. Am ehesten konnte noch das soziologische Modell der Frauenbewegung für sich beanspruchen, einen Teil der Realität einigermaßen zutreffend zu rekonstruieren, da ein kleinerer Teil der Täter als machistische Mißhandler beschrieben werden konnte.[40]

Eine völlig andere Betrachtungsweise setzt erst vor einigen Jahren ein. Anders als bei physischer/psychischer Mißhandlung gibt es darum um die sexuelle Mißhandlung auch eine Auseinandersetzung zwischen Vertreterinnen einer feministischen (und parteilichen) Auffassung von sexueller Kindesmißhandlung und Vertretern und Vertreterinnen einer sogenannten systemischen Betrachtungsweise. Diese Auseinandersetzung wird oft mit großer Härte geführt. Tröstlich ist in diesem Zusammenhang, daß Professionelle unterschiedlicher theoretischer Grundüberzeugung sich in der praktischen Kinder-

---

39 Vgl. z.B. Stanzel 1990.
40 Vgl. z.B. Wyre/Swift 1991, S. 33–35.

schutzarbeit häufig ergänzen und ausgezeichnet zusammenarbeiten und auch einander annähern können.

»Systemisch« meint, daß der Mißhandler wie sein(e) Opfer und mittelbar betroffene Personen wie Geschwister, Eltern, Verwandte, Freunde und Bekannte alle zu dem gleichen sozialen System gehören, dessen Stabilität unter anderem davon abhängt, daß bestimmte Rollen innerhalb dieses Systems konstant besetzt sind.

Wie eine Person dazu kommt, eine bestimmte Rolle in diesem System zu besetzen, also z.B. die des Täters, des Opfers, Mitwissers, Mitläufers, Helfers, Ratgebers, Randständigen, ist ähnlich wie beim psychodynamischen Ansatz mit der Lebensgeschichte jeder dieser Personen zu erklären. Die Psychodynamik wird z.B. mittels einer inzwischen revidierten Variante der Psychoanalyse aufgeklärt, die reale Angriffe von der Symbolik des Ödipuskomplexes zu unterscheiden weiß.[41]

Die Beziehungen der Personen untereinander werden ähnlich wie beim sozial-situationalen Erklärungsmodell betrachtet, d.h., geschwächte Persönlichkeiten und die latente Bereitschaft, die Grenzen anderer Menschen zu überschreiten, müssen aufeinandertreffen. Damit es dann zu den ersten Übergriffen kommt, muß ein langer innerer Weg zurückgelegt werden, der mit Phantasievorstellungen beginnt und der ein bis zwei Jahre dauern kann, ehe der erste Versuch zur körperlichen Annäherung gemacht wird.

Daß die Phantasien gerade sexuelle Inhalte haben und daß sie sich auf Kinder richten, ist dann wieder mit der Lebensgeschichte zu erklären. Häufig waren sexuelle Mißhandler selbst Opfer sexueller Übergriffe[42] oder wurden in ihrer Kindheit auf andere Weise mißhandelt oder hatten eine sexualfeindliche Erziehung. Phantasien dieser Art können dann von eigenen unbewältigten Kindheitserfahrungen ausgelöst werden.

---

41 Vgl. z.B. Hirsch 1990.

42 Die Schätzungen über die Häufigkeit gehen weit auseinander und liegen zwischen ca. 25 und fast 100%.

Die Annäherung an den Sexualpartner unterscheidet sich für sexuelle Mißhandler kaum vom durchschnittlichen Sexualverhalten: Es mag für uns alle ein langer Weg sein

- von der ersten *Phantasie* eine (altersgemäße) Partnerin (bzw. einen Partner) kennenzulernen und mit dieser Geschlechtsverkehr zu haben,
- »die Fühler auszustrecken« und tatsächlich *Kontakt* aufzunehmen,
- ihr *näher* zu *kommen*, erst psychisch und dann auch physisch,
- bis der *Geschlechtsverkehr* dann auch tatsächlich stattfindet.

Zwar legen einige Menschen diesen Weg sehr schnell zurück; daß er Monate oder sogar Jahre dauert, ist aber auch nicht ungewöhnlich.

Wenn die Grenze dann *einmal* überschritten wurde und tatsächlich Geschlechtsverkehr (bzw. eine eindeutig sexuelle Begegnung) stattgefunden hat, gibt es nur noch wenige Variationen:

- Entweder erlebt eine/r der Beteiligten das als sehr peinliches und einmaliges Ereignis und eventuell als Anlaß für eine Trennung, oder
- der Geschlechtsverkehr (bzw. eine sexuelle Begegnung) ist von nun an jederzeit möglich und wird wahrscheinlich bei der nächsten Gelegenheit wieder stattfinden.

Eine Rückkehr zum ursprünglichen Zustand ist dagegen kaum möglich, sogar wenn beide Beteiligten sich das wünschen.

Wenn wir nach einiger Zeit eine befriedigende Form dieser Beziehung gefunden haben, wünschen wir uns, daß die sexuelle Begegnung immer wieder in ähnlich befriedigender Weise, vielleicht in ähnlicher Umgebung, mit ähnlichen Accessoires, ähnlichem Vorspiel, Nachspiel und dergleichen, stattfindet. Wenn eine sexuelle Beziehung erst einmal in Gang ist, stellen sich schon nach kurzer Zeit Gewohnheiten ein, und es kommt leicht zur Ritualisierung, d.h. einer Verfestigung dieser Gewohnheiten. Ein anderer Ablauf ist dann nicht mehr befriedigend.

Hier kommen nun die entscheidenden Unterschiede zwischen sexuellen Beziehungen, die als gleichberechtigte Partnerwahl oder aber sexuelle Mißhandlung einzuordnen sind, ins Spiel:

- Eine erwachsene Person kann schon bei der Annäherung jederzeit »nein« sagen, während in der ungleichen Situation zwischen Kind und Erwachsenen dieser das Kind entweder einfach physisch überwältigt oder es in eine Lage hineinmanipuliert, bis es nicht mehr »nein« sagen kann, ohne sich ungehorsam, unsolidarisch, undankbar oder schlecht zu fühlen.
- Wenn einer erwachsenen Person die Rituale zu eng werden, wird sie diese durchbrechen und dadurch die Beziehung wieder öffnen oder wird einen Abbruch der Beziehung riskieren. In jedem Fall ist der Partner zugleich Korrektiv der Beziehung. Das Kind hat diese Macht nicht und ist nach kurzer Zeit das Opfer verfestigter Rituale.
- Wenn eine erwachsene Person schließlich die Beziehung als problematisch, hinderlich für die eigene Entwicklung oder einfach nur unbefriedigend empfindet, wird sie sich mit dem Beziehungspartner darüber auseinandersetzen und die Beziehung beenden, wenn die Auseinandersetzung nicht weiterführt. Wiederum hat das Kind diese Macht nicht; es muß abwarten, bis der Mißhandler von sich aus von ihm abläßt.

In der Mißhandlungssitution fehlt also jedes Korrektiv. Die Situation wird demnach ausschließlich durch die Phantasien, Gewohnheiten und Bedürfnisse des Mißhandlers bestimmt.

8.2.3 Sexuelle Mißhandlung als Syndrom von Sucht und Geheimhaltung[43]

Nun hat Sexualität die Eigenheit, daß wir nicht einfach davon ablassen können. Vielleicht sind Sie selbst noch mit dem ständigen Kampf von Jugendlichen gegen die Selbstbefriedigung aufgewachsen (der heute hoffentlich weitgehend der Vergangenheit angehört): Und wenn der Vorsatz (nachdem es wieder passiert ist!) noch so stark war – nach einigen Tagen war es doch wieder soweit. Wenn die sexuellen Wünsche unterdrückt werden, fängt nach einiger Zeit die Phantasie an zu laufen, und sexuelle Inhalte lassen sich nicht mehr vollständig in den Hintergrund schieben. Es kann auch sein, daß »merkwürdige Gedanken« auftauchen, nicht unbedingt über sexuelle Praktiken, sondern über uns selbst und über andere Menschen – die nach der Selbstbefriedigung oder nach dem Geschlechtsverkehr schlagartig verschwinden. Diese aktivierende Wirkung des Sexualtriebs ist durchaus positiv zu sehen und zur Erhaltung der menschlichen Art auch unerläßlich.

Wenn der Mißhandler dann jedoch seine sexuellen Wünsche ohne jedes soziale Korrektiv erfüllen kann, bedeutet das nicht nur unablässige Gewaltausübung gegen das Kind, sondern auch, daß er sehr schnell[44] die Kontrolle über seine sexuellen Aktivitäten verliert und in Abhängigkeit von seinen eigenen Phantasien, Gewohnheiten und Bedürfnissen gerät. Das ist vergleichbar mit sonstigem Suchtverhalten, wenn im Entzug eine intensive Phantasietätigkeit und Aktivierung einsetzt, mit dem einzigen Ziel, das Bedürfnis zu befriedigen, wobei alle scheinbar logischen oder mit großer Überzeugungskraft vorgetragenen Argumente und alle Handlungen nur diesem einzigen Ziel dienen und der Süchtige die Kontrolle erst kurz nach der Bedürfnisbefriedigung wiedergewinnt.

---

43 Dieser Abschnitt orientiert sich an Fürniss 1990, 1992.

44 Die Gewohnheit setzt wahrscheinlich schon beim zweiten oder dritten Mißbrauch ein.

Man kann sexuelle Vorgänge ganz allgemein als Zyklen beschreiben, wobei jeder Zyklus mit dem Orgasmus abgeschlossen wird. Nach einiger Zeit beginnen dann vielleicht erst noch ungerichtete Verhaltensweisen, in Form von sexuellen Phantasien oder Gedanken an sexuelle Vorgänge. Danach werden Situationen geschaffen oder aufgesucht, die in der Phantasie oder realen Erfahrung gewöhnlich mit sexuellen Erlebnisse verknüpft sind. Dieser Weg führt dann zielbewußt (wenn auch vielleicht mit eingeplanten Umwegen) zum nächsten Orgasmus. In jedem dieser Zyklen gibt es einen Punkt, nach dessen Überschreiten unsere weiteren Aktivitäten nur noch im Dienste des einen Ziels stehen, den Zyklus zum Abschluß zu bringen, eine Art »point of no return« – selbst wenn wir subjektiv meinen, volle Entscheidungsfreiheit und Selbstkontrolle in dieser sexuellen Situation zu haben. Ein vorzeitiges Ende kann in diesem Fall nur durch äußere Einflüsse herbeigeführt werden – sei es das Telefon oder ein entschiedenes NEIN eines etwaigen Partners.

Dieser Sexualzyklus ist für die meisten Menschen relativ stabil und läuft für bestimmte sexuelle Situationen immer wieder in ähnlicher Weise ab. Dieser Vorgang wurde weiter oben als Ritualisierung beschrieben (vgl. S. 82). Der Sexualzyklus wird im Fall sexueller Mißhandlung zum Mißhandlungszyklus. Wegen des Fehlens jeden Korrektivs und da das Kind nicht »NEIN« sagen kann, kommt es immer wieder zur Mißhandlung, sobald der Mißhandler in seinem Zyklus den »point of no return« einmal überschritten hat.

Wie jede Sucht ist auch die sexuelle Mißhandlung für den Süchtigen äußerst schambesetzt; er tut demnach alles, um die Mißhandlung zunächst vor sich selbst und dann vor seiner Familie und der weiteren Umwelt nicht eingestehen zu müssen. Die Mißhandlung ist aber auch für die Familie und in letzter Konsequenz für das Opfer der Mißhandlung gleichermaßen schambesetzt. Entsprechend unterstützen alle Familienmitglieder und das Opfer selbst den Täter dabei, dieses schreckliche Geheimnis zu bewahren.

Demnach beschreibt diese Theorie *sexuelle Mißhandlung als ein Syndrom von Sucht (= Abhängigkeit) und Geheimhaltung.*

Wie jede Sucht entzieht sich die sexuelle Mißhandlung der Kontrolle des Abhängigen. Selbst wenn dieser meint, seine sexuellen Wünsche in Zukunft kontrollieren zu können, und das dem Opfer, seiner Familie, dem Therapeuten, Jugendamt, Richter oder sonstwem hoch und heilig verspricht, wird er die Mißhandlung in kurzer Zeit fortsetzen – wenn er nicht mit massiver Unterstützung von dritter Seite einschneidende Persönlichkeitsveränderungen in Gang setzt.

Wie jede Sucht ist sexuelle Mißhandlung ein Syndrom und Teil eines sozialen Systems. Die Sucht stabilisiert dieses System. Plakativ ausgedrückt: Jeder hat was davon, auch die Ehefrau und auch das Opfer. Selbstverständlich ist das streng subjektiv gesehen: Der Vorteil besteht in der Rollensicherheit, klaren Erwartungen, *bekannten* Ängsten usw. im Vergleich mit dem Unbekannten, mit möglichem Chaos und befürchteter Perspektivlosigkeit, wenn das System zerbricht. Das ist nicht anders z.B. bei der Alkoholsucht, wo Therapeuten heute vom Alkoholiker und Koalkoholiker oder Suchtpartner sprechen; der eigentliche Alkoholiker ist lediglich der Symptomträger des gesamten kranken sozialen Systems.

Wenn ich dieses System plötzlich und endgültig auseinanderreiße, kann ich zwar die aktuelle Mißhandlung stoppen, aber weder die Sucht noch die Anteile der beteiligten Personen beenden. Ohne Unterstützung durch ein soziales Netz aus Freunden, Beratern und eventuell Therapeuten sieht die Prognose für die einzelnen Teile dieses Systems dann ungefähr folgendermaßen aus:

- Der Täter findet weitere Opfer in seiner nächsten Partnerbeziehung oder außerhalb;
- die (Ehe-)Frau geht häufig erneut eine Beziehung mit einem gewalttätigen oder süchtigen bzw. süchtig werdenden Partner ein;

- die Jungen werden häufig verhaltensauffällig und aggressiv, sind sehr suchtgefährdet und/oder in erheblicher Gefahr, später ihre Partnerinnen und Kinder zu mißhandeln;
- die Mädchen verwahrlosen häufig, sind ebenfalls suchtgefährdet und sind in erheblicher Gefahr, ähnliche Beziehungen wie ihre Mutter einzugehen und/oder sich zu prostituieren.

Das heißt, selbst wenn das System auseinandergerissen wird, benötigen *alle* beteiligten Personen Unterstützung, Beratung und eventuell eine länger dauernde Betreuung. Das gilt vor allem auch für die nichtmißhandelten Geschwister!

Wie jede Sucht ist sexuelle Mißhandlung erst nach rückhaltloser Aufdeckung und Anerkennung durch den Täter und darüber hinaus durch das gesamte System resozialisierbar. Die Aufdeckung muß so nachhaltig sein, daß später immer wieder darauf rekurriert werden kann; denn gleich darauf wird ein massiver Verleugnungs- und Verdrängungsprozeß einsetzen, der die Suchttherapie nachhaltig gefährdet.

- Das ist eine (negativ) idealtypische Darstellung. Wenn es sich nicht um einen innerfamiliären Mißbrauch handelt, tritt die Struktur nicht so klar hervor.
- Die Beschreibung sexueller Kindesmißhandlung als Sucht geht nicht vollständig auf. Zwar werden bei allen »traditionellen« Süchten immer auch Angehörige und dritte Personen und vor allem Kinder erheblich geschädigt, oft auch körperlich und psychisch schwer mißhandelt, jedoch als mittelbare Folge der Sucht und nicht als unmittelbare Suchthandlung.
- Der Theorie sexueller Mißhandlung als Syndrom von Sucht und Geheimhaltung wird hier vor allem darum breiter Raum gegeben, weil sich diese Theorie zunehmend als Basis erfolgversprechender Therapiekonzepte[45] erweist.

---

45 Vgl. z.B. Bullens 1994.

Wenn die Aufdeckung so dilettantisch geschieht, daß der Täter sein Geheimnis wahren kann, wird jeder Therapie des Systems die Grundlage entzogen. Selbst wenn es gelingt, das Opfer dennoch zu schützen und die Mißhandlung zu beenden, wird das Opfer dann zeitlebens in der Lage sein, daß es sich rechtfertigen muß (seinem Mißhandler *das* angetan zu haben). Wie andere Kinder eventuell ein Leben lang hinter der Anerkennung durch ihre Eltern herrennen (die aber niemals zu erreichen ist), bemühen sexuell mißhandelte Kinder sich eventuell hoffnungslos um die Anerkennung der Mißhandlung von seiten des Täters (die niemals zu erreichen ist). Vielfach ist die Mißhandlung dermaßen mystifiziert, und die Hinweise in der realen Situation der sexuellen Mißhandlung werden vom Täter dermaßen manipuliert, daß das Opfer schließlich selbst nicht mehr weiß, was nun eigentlich wahr ist oder ob es sich etwas nur »einbildet«.

Da der Täter das Geheimnis der sexuellen Mißhandlung um jeden Preis wahren will, bedroht er das Opfer anfangs gewöhnlich schwer und verleiht seinen Drohungen so lange Nachdruck, bis diese glaubwürdig sind. Je nachdem, was dem Opfer am schrecklichsten ist, mag er drohen, das Kind umzubringen, alles der Mutter zu erzählen, sich selbst umzubringen oder dergleichen. Irgendwann fügt das Kind sich der sexuellen Mißhandlung, da das seine einzige Überlebenschance zu sein scheint. (Dieses Verhalten ist absolut vergleichbar mit Überlebensstrategien von KZ-Häftlingen; die Folgen sind ebenfalls in jeder Hinsicht vergleichbar.) Wenn das Kind nun scheinbar mit dem Täter kooperiert, suggeriert dieser dem Kind, daß es selbst hauptverantwortlich für die Mißhandlung sei, weil es die Mißhandlung ja eigentlich selbst wolle oder den Täter zu seinen Taten reize und dergleichen. Infolgedessen entwickelt das Kind massive Schuldgefühle, natürlich vor allem, wenn ihm die sexuelle Mißhandlung auch Vorteile bringt (z.B. Geschenke oder kurzfristige Zuwendung und Freiheit von sonstigen Drangsalierungen oder Bevorzugung des Kindes vor der Mutter durch den Täter oder sexuelle Lust und Orgasmen). Das

Lügengebäude des Täters, mit dem dieser sein Geheimnis schützt, wird auf diese Weise im Bewußtsein des Kindes scheinbar bestätigt. Entsprechend schambesetzt ist die sexuelle Mißhandlung dann für das Kind. Und entsprechend wichtig ist die möglichst vollständige Aufdeckung des Mißhandlungsgeheimnisses für die Therapie bzw. Rekonstruktion der intakten Persönlichkeit des Kindes.

»Sexuelle Mißhandlung als Syndrom von Sucht« (= Abhängigkeit) bezieht sich nur auf die Mißhandler und hat nichts zu tun mit der strukturellen Abhängigkeit des Kindes von seinen Eltern.

8.2.4 Stand der Entwicklung einer Theorie sexueller Mißhandlung

Die Theoriediskussion für psychische/physische Mißhandlung ist relativ weit fortgeschritten. Es ist nicht nur möglich, über die Häufigkeit, die psychischen Prozesse während der Mißhandlung und soziale Randbedingungen ganz allgemein Aussagen zu machen, sondern auch das individuelle Mißhandlungsrisiko für ein bestimmtes Kind abzuschätzen und aus der Theorie Handlungsanweisungen zu entwickeln, wenn es darum geht, das gestörte soziale System zu stützen bzw. zu reorganisieren.[46] Für sexuelle Mißhandlung gilt das nicht. Selbst über die Häufigkeit sind nur ganz allgemeine Aussagen möglich, und wenn sexuelle Mißhandlung durch Jugendliche und von Jungen in den letzten Jahren zum Thema geworden ist und jetzt zunehmend auch von sexuell mißhandelnden Frauen berichtet wird, bedeutet das jedesmal einen Rückschlag für die Theoriebildung, in der diese Erscheinungen nicht vorgesehen waren.

Einige Erkenntnisse über die psychischen Prozesse während der sexuellen Mißhandlung (vgl. S. 84f.) gelten jetzt auch als wichtige Hinweise für die Opfer – wie für die Mißhandler-

---

46 Vgl. z.B. Beiderwieden/Windaus/Wolff 1986, S. 257–370.

therapie.[47] Einigermaßen verläßliche Aussagen über individuelle Risiken bezüglich sexueller Mißhandlung sind jedoch bislang kaum möglich, weder für Opfer noch für Täter. Trotz einiger Versuche in dieser Richtung,[48] sind weder Risikofamilien noch ein mißhandlungsförderndes Milieu prospektiv mit hinreichender Genauigkeit zu ermitteln.[49]

Diese Diskussion ist seit ca. 1992[50] um den Aspekt erweitert worden, daß es sich bei sexueller Kindesmißhandlung auch (oder überwiegend) um eine Medienereignis handele, das von konservativ eingestellten Gruppierungen und von feministisch eingestellten Professionellen zur Durchsetzung handfester politischer und persönlicher wirtschaftlicher Interessen inszeniert wurde. Diese Auffassung wird vor allem von Rutschky/Wolff[51] vertreten, und weniger kritische Anhänger dieser These verlieren das eigentliche Anliegen der Autoren aus den Augen und können nur noch falsch verdächtigte Männer sehen, während sie den Blick für mißhandelte Kinder fast völlig verlieren.[52] (Vgl. dazu Abschnitt 12.6.)

8.2.5 Pädophilie

Spezifisch für sexuelle Mißhandlung ist das Problem der Pädophilen, überwiegend Männer, die volle sexuelle Befriedigung nur im sexuellen Umgang mit Kindern finden, überwiegend

---

47 Vgl. z.B. Bullens 1994.

48 Vgl. Disbrow/Doerr/Caulfield 1977; Milner 1980.

49 Einen Überblick über den Stand der Theorieentwicklung bis ca. 1990 bietet Julius/Böhme 1994.

50 Vor allem durch das Buch von Katharina Rutschky: Erregte Aufklärung. Kindesmißbrauch: Fakten und Fiktionen. Hamburg 1992.

51 Rutschky/Wolff 1994.

52 Ein Beispiel dafür ist die kommentierte Literaturliste von D. Albrecht, Selbsthilfe- und Beratungsstelle für Männer, Nordendstr. 21, 60318 Frankfurt a.M., die von Hessischen Rundfunk zu einer Live-Sendung von HR1 am 1.2.95 an interessierte Hörerinnen und Hörer verschickt wurde. In dieser ganzen Liste existieren praktisch ausschließlich falsch verdächtigte Männer; die in vorliegender Arbeitshilfe genannte Literatur fällt dagegen durchweg unter die Kategorie »fragwürdig«.

mit vorpubertären Kindern. Seriöse Schätzungen gehen davon aus, daß ca. 5% der Täter zu dieser Gruppe gehören.[53] Da einzelne Pädophile im Laufe ihres Lebens oft Hunderte von Kindern verführen[54], ist der Anteil pädophiler Opfer wahrscheinlich weit höher.

Gelegentlich findet sich die Angabe, daß ca. 25% der Opfer sexueller Mißhandlung durch Pädophile verführt werden. Sucht man dafür Belege, zum Beispiel in dem Forschungsbericht von Julius und Böhme[55], die alle bis 1990 verfügbaren empirischen Untersuchungen zur sexuellen Mißhandlung von Jungen sichten, ist nirgends nach pädophilen Tätern gefragt worden. Diese mögen sich hinter »Vaterfiguren«, »Fremdtätern«, »Bekannten« oder anderen Sammelbezeichnungen verbergen. Es ist ein gutes Beispiel für die Produktion von Vorurteilen im Bereich »Kindesmißhandlung«. Tatsächlich weiß bisher niemand, wie viele Mädchen und Jungen zu pädophilen Opfern werden.

Eine Besonderheit ist, daß Pädophile sich vielfach durchaus als »Kinderfreunde« verstehen und immer wieder auf die Gewaltlosigkeit ihres Vorgehens und das Einverständnis der Kinder hinweisen. Wieweit es sich dabei um reine Schutzbehauptungen oder innere Überzeugung handelt, scheint nicht ganz klar zu sein, obwohl von außen gesehen gerade Pädophile durch ihre Verführungskunst ihren kindlichen oder jugendlichen Opfern jede Entscheidungsfreiheit nehmen. Pädophile erkennen meistens sehr schnell, welche Kinder bedürftig sind und was diesen Kindern fehlt – meistens Beachtung, Zuwendung, menschliche Wärme, Trost, Solidarität und körperliche Nähe. Zudem kooperieren sie häufig mit den Eltern, die froh sind, diese Aufgaben delegieren zu können und ihre Kinder selbst zu den Pädophilen schicken. Diese geben die ersehnte Zuwendung, und wenn die Beziehung nach einigen Wochen

53 Vgl. Lautmann 1994.
54 Vgl. z.B. Wyre/Swift 1991, S. 67 und S. 75.
55 Julius/Boehme 1994.

oder Monaten etabliert ist, dann nur gegen Sex. Die Kinder sind fast immer solidarisch mit dem Pädophilen – vielleicht erscheint ihnen das nach wie vor als »gutes Geschäft«. Man kann wohl davon ausgehen, daß die meisten Pädophilen niemals auffällig werden, und wenn es doch einmal geschieht und ein Pädophiler z.B. in der Therapie aber vielleicht auch wiederum aus Solidarität mit den Kindern das ganze Ausmaß seiner sexuellen Beziehungen eingesteht, ist es oft unglaublich, wie viele Kinder daran beteiligt waren, ohne daß jemals ein Kind darüber gesprochen hat.[56]

Mir scheint, daß über Pädophilie wenig bekannt ist. Ob es sich um eine erworbene oder eine angeborene Neigung handelt, ob Pädophilie »heilbar« ist, welche Alternativen unsere Gesellschaft Pädophilen zu bieten hat und welche den Kindern, die durch Pädophile verführbar sind, alles ist bislang allenfalls aus der Perspektive Betroffener, aber kaum unvoreingenommen erforscht worden. Das gleiche gilt für die Folgen dieses Geschäfts »sonst nicht erhältliche Zuwendung gegen sonst nicht erhältlichen Sex« für die betroffenen Kinder, die oft genug von Pädophilenorganisationen in den leuchtendsten Farben, von Kinderschützern dagegen mit Abscheu und äußerster Verbitterung beschrieben werden.

Kompliziert wird die Situation noch dadurch, daß viele Pädophile alleinerziehende Frauen heiraten, um auf diese Weise Zugang zu deren Kindern zu bekommen.[57] Dann haben wir es mit einer Vermischung der Pädophilie mit Stiefvater-Kind-Inzest zu tun, wobei nach gegenwärtigem Kenntnisstand überhaupt nicht mehr abzuschätzen ist, was dabei im Vordergrund steht und wie die Auswirkungen auf betroffene Kinder sind.

Kein Zweifel kann daran bestehen, daß pädophile sexuelle Kontakte eine Form sexueller Mißhandlung darstellen, denn:

---

56 Lautmann (Lautmann 1994) führt intensive Interviews mit 60 aktiven Pädophilen, von denen keiner jemals »auffällig« geworden war. Oder vgl. z.B. Rückert, S./Kruse, K.: Der verlorene Hirte. In: Die Zeit 2.6.1995.

57 Wyre/Swift 1991, S. 75.

- Pädophile haben nur die Erfüllung ihrer sexuellen Bedürfnisse im Sinn (ohne die pädophile Verführung käme ein ca. sechs- bis zwölfjähriges Kind niemals auf die Idee, Geschlechtsverkehr mit einem Erwachsenen zu haben),
- sind gewaltsam im Sinne einer langwierig und sorgsam vorbereiteten Verführung,
- sind vom Motiv her unverantwortlich, da die Interessen des Kindes und sein weiteres Lebensschicksal unerheblich bleiben, auch wenn Pädophile das gerne anders darstellen,
- und manipulieren die Realität mit dem Ziel der Ausrichtung des Kindes auf die sexuellen Interesses des Erwachsenen, womit eine Verarbeitung der Erfahrung durch das Kind von vornherein ausgeschlossen ist (vgl. S. 26).

Dennoch gibt es Unterschiede zu sonstiger sexueller Mißhandlung, da viele Pädophile die sexuelle Beziehung zum Kind als partnerschaftlich erleben und die Zugänglichkeit des Kindes nicht als Folge einer sorgfältig geplanten und in Szene gesetzten Zurichtung des Kindes im Sinne ihrer eigenen sexuellen Interessen wahrnehmen können.

Möglicherweise wird das Ausmaß pädophiler Verführung bislang erheblich unterschätzt. Lautmann[58] befragt 60 Pädophile, und nimmt man deren Angaben ernst, dürfte allein diese kleine Gruppe im Laufe ihres Lebens ca. 1000–2000 Geschlechtspartner benötigen, davon ca. 2/3 Jungen. Die Befragten stammen wohl überwiegend aus Bremen und Umgebung, da Lautmann die Stichprobe u.a. durch Weiterempfehlung im Schneeballverfahren zusammenbekam. Das ist ein kleiner Teil Deutschlands, und man darf wohl annehmen, daß nur wenige Pädophile zum Forschungsinterview bereit sind.

Auch wird das ganze Ausmaß der Kinderpornographie und Kinderprostitution, deren einzige Kunden Pädophile sind, jetzt immer deutlicher. Wurde diese »Ware« früher nur unter der Hand gehandelt, erfolgen die Angebote jetzt vielfach über

58 Vgl. Lautmann 1994.

die anonymen elektronischen Medien und sind damit auch für Kinderschützer und für die Kriminalpolizei zugänglich. Ob alarmierende Meldungen über Hunderte oder sogar Tausende Anbieter seriös oder nur sensationell sind, kann noch nicht beurteilt werden, gibt jedoch Hinweise auf die Größe des Marktes, was pädophile Käufer betrifft.

Weiterhin ließ die UNESCO im Rahmen ihrer diesbezüglichen Konferenz (Stockholm, August 1996) verlautbaren, daß nach ihren Informationen in weniger entwickelten Ländern ca. 2 Millionen Kinder für europäische und amerikanische Sextouristen zur Verfügung stehen. Es ist davon auszugehen, daß dieses riesige Potential an Kunden auch in deren Heimatländern regelmäßig Sex mit Kindern hat.

9. Häufigkeit von Mißhandlung

Wie oft, in welchem Alter und durch welche Personen kommt sexuelle Mißhandlung vor? Diese Frage ist sehr wichtig, denn wenn man ein Kind schützen will, muß man von den wirklichen Gefahren ausgehen. Besonders tragisch ist ja, daß jahrzehntelang vor den falschen Gefahren gewarnt wurde, nämlich vor dem »guten Onkel«, in der heutigen Fachsprache also vor dem »Fremdtäter«. Sie alle erinnern sich aus Ihrer Kindheit sicherlich noch an die Warnung, von fremden Männern keine Geschenke anzunehmen und schon gar nicht und unter keinem Vorwand, mitzugehen.

Heute wird dagegen sehr häufig vor »Vätern als Tätern« gewarnt. Ich habe schon mehrfach in der Zeitung gelesen, daß angeblich ca. 1/3 aller Mädchen jahrelang sexuell mißhandelt würden, die meisten von ihrem Vater oder Stiefvater. Jungen seien dagegen nur selten von sexueller Mißhandlung betroffen. Würden diese Aussagen mit den Tatsachen übereinstimmen, hieße das z.B. auch, daß 1/3 aller Männer ins Gefängnis gehören und daß 1/3 der Mütter ihre Töchter im Stich lassen. Es wäre nicht nur das Ende der Familie, sondern auch das Ende unserer Gesellschaftsform.

Was läßt sich nun tatsächlich über die Häufigkeit sexueller Mißhandlung sagen, wenn man auf Propaganda verzichtet und den gegenwärtigen Forschungsstand berücksichtigt? Zunächst einmal ist es sinnvoll, die Ergebnisse verschiedener Dunkelfelduntersuchungen zu vergleichen, d.h., was Erwachsene bezüglich Gewalterfahrungen in ihrer Kindheit berichtet haben. So hat z.B. der bekannte Mißhandlungsforscher Finkelhor einen internationalen Vergleich zahlreicher Dunkelfelduntersuchungen in verschiedenen Länder angestellt, wobei er Untersuchungen bis ca. 1992 berücksichtigt hat, die ihm methodisch akzeptabel und zumindest für bestimmte Personengruppen repräsentativ erschienen.

Tabelle 1 ist ein Auszug aus dieser Vergleichsuntersuchung, in eine Reihenfolge bezüglich innerfamiliärer Mißhandlung von Mädchen gebracht:[59]

Tabelle 1: **Häufigkeit sexueller Mißhandlung im internationalen Vergleich** (in %)

	Mädchen		Jungen	
	Gesamt	Nur in der Familie	Gesamt	Nur in der Familie
Schweden	9	1,6	3	0,0
England	12	1,7	8	1,0
Frankreich	8	1,8		
Norwegen	19	4,6	9	2,2
Deutschland	***10***	***5,0***	***4***	***2,0***
Dänemark	14	5,9	7	1,8
Schweiz	11	6,2	3	0,0
Belgien	19	6,5		0,0
USA	27	7,8	16	1,8
Österreich	36	9,4	19	1,7
Australien	28	9,8	9	1,5
Niederlande	33	15,2		

Deutschland nimmt in diesem Vergleich einen Mittelplatz ein. Auffällig ist die einsame Spitzenstellung unserer Nachbarlän-

59 Finkelhor 1994, S. 412. Einen ähnlichen Vergleich stellen Julius/Boehme 1994, S. 37–43, nur für Jungen an. Die Ergebnisse der 13 Untersuchungen aus mehreren Staaten ergeben Mißbrauchshäufigkeiten zwischen 3% und 30%, mit 8% und 9% als häufigsten Werten.

der Österreich und Niederlande, zumindest bezüglich Mißhandlung von Mädchen innerhalb der Familie. Wie kann das möglich sein? Daß ausgerechnet Deutschland im Vergleich mit diesen Nachbarn ein Hort des innerfamiliären Friedens sein könnte, will nicht recht ins Bild passen. Dagegen entspricht Schweden als Schlußlicht schon eher den gängigen Voreinstellungen; oder die USA im Vorfeld, da in den Medien viel über die Gewaltbereitschaft in dieser Gesellschaft berichtet wird.

Ins Schwanken gerät das mit der Zusatzinformation, daß die Zahlen für die USA einer repräsentativen Telefonbefragung entnommen sind, die Finkelhor vor einigen Jahren konzipiert hat; denn das riesige Gewaltpotential in den USA scheint sich vor allem in den Slums und den Ghettos der Unterprivilegierten zu manifestieren, die mangels Telefon wohl auch in einer repräsentativen Telefonbefragung kaum angemessen repräsentiert sein dürften.

Das gleiche gilt, wenn man die sexuelle Komponente herausstellt, da seit Jahrzehnten kaum nennenswerte Unterschiede zwischen dem sexuellen Verhalten in den USA und in Deutschland festgestellt werden.

So ist es wohl sinnvoll, nicht »prozentgläubig« zu sein und (eventuell mit Ausnahme der Ergebnisse aus Schweden, England und Frankreich) für möglich zu halten, daß alle genannten Zahlen durchaus korrekt zustande gekommen sind und ungefähr das Gleiche bedeuten. Eine unterschiedlichen Beschreibung des Phänomens, ob jemand z.B.

- exhibitionistische Darbietungen,
- Darbietung pornographischer Schriften, Bilder und Filme,
- sexistische Äußerungen über den Körper oder die Sexualität des Kindes,
- voyeuristische Handlungen und Blicke,
- übertriebenes Pflegeverhalten bezüglich der Genitalien des Kindes

einbezieht oder nicht, kann enorm unterschiedliche Ergebnisse zur Folge haben.

Zum Beispiel finden Bilsky, Pfeiffer und Wetzels im Rahmen einer repräsentativen Untersuchung in Deutschland (alte Bundesländer) 16–20% Frauen mit der Erfahrung sexueller Mißhandlung (hier: Viktimisierung). »Schränkt man die Betrachtung auf sexuelle Mißbrauchserfahrung mit Körperkontakt ein, die im Alter bis zu 14 Jahren stattfanden, so finden sich in den alten Bundesländern zwischen 5 und 8% Frauen, die als Kinder derartige Erlebnisse hatten.«[60] Ein ähnliches Ergebnis ergibt die Studie von Fromuth und Burkhart für Jungen, die sogar sechs verschiedene Definitionen sexueller Mißhandlung zugrunde legten und je nach Definition für die gleiche Stichprobe von 582 Jungen Mißhandlungsraten zwischen 4% und 24 % fanden.[61]

Den Versuch, das »Dunkelfeld« ein wenig aufzuhellen und auch zu zeigen, was sich hinter den pauschalen Häufigkeitsangaben verbergen kann, möchte ich jeweils mit den Ergebnissen der bereits erwähnten Repräsentativbefragung zur Häufigkeit sexueller Mißhandlung illustrieren, die Finkelhor und Mitarbeiter im Juli 1985 in den USA durchführten. Es handelt sich um die telephonische Befragung, die in der Vergleichsuntersuchung von Finkelhor (s.o., Tabelle 1) die USA repräsentierte.[62]

9.1 Art der sexuellen Mißhandlung

Tabelle 2[63] ist nicht nur zu entnehmen, welche Angaben die befragten Erwachsenen gemacht haben, sondern auch, wie in dieser Befragung »Mißhandlung« definiert wurde.

60 Bilsky/Pfeiffer/Wetzels 1992/1993, S. 3.
61 Fromuth/Burkhardt 1987, S. 241–253.
62 Finkelhor 1990, S. 19–28.
63 Leider gibt es in der Originalveröffentlichung in dieser Tabelle Druckfehler. Ich habe versucht, die richtigen Werte zu rekonstruieren.

Tabelle 2: **Häufigkeit verschiedener Mißhandlungsformen** (in %)		
Art der sexuellen Mißhandlung	Jungen	Mädchen
GV, versuchter GV, GV-ähnliche Mißhandlung	9,5	13,3
Alle Arten von unsittlicher Berührung	4,5	9,6
Alle Arten unsittlicher Darbietung	1,6	3,7
Orale Praktiken u. Sodomie	0,4	0,1
Summe	***16,0***	***26,7***

Tabelle 3: **Kumulative Darstellung des Beginns sexueller Mißhandlung** (in % der Mißhandelten)		
Lebensalter	Jungen	Mädchen
0–6	12	14
7	22	23
8	34	34
9	40	41
10	51	56
11	58	64
12	69	78
13	80	86
14	88	90
15	91	92
16–18	97	98
Der mittlere Wert (Median) liegt bei 9,9 Jahren (Jungen) bzw. 9,6 Jahren (Mädchen).		

9.1.1 Alter bei Beginn der sexuellen Mißhandlung

Tabelle 3 gibt an, bei welchem *Prozentsatz der Mißhandelten* hat die Mißhandlung in einem bestimmten Lebensalter bereits begonnen hat.

Will man Tabelle 3 beurteilen, sollte man berücksichtigen, daß

- die *unaufklärbare »Dunkelziffer«* für die ersten Lebensjahre besonders hoch ist und
- Erwachsene nur angeben können, ab wann sie sich an ihre sexuelle Mißhandlung *erinnern*; der reale Beginn kann lange vorher liegen.

So teilt Fürniss[64] mit, daß in einer großen Londoner Kinderklinik über hundert schwer sexuell mißhandelte Kinder betreut wurden; die Mißhandlung hatte in ca. ½ der Fälle schon vor dem sechsten Lebensjahr begonnen und dauerte im Durchschnitt ca. drei Jahre (bis zur Aufdeckung). D.h., in vielen Fällen, in denen die Befragten bei Finkelhor den Beginn ihrer sexuellen Mißhandlung mit sieben bis neun Jahren angeben, wird die Mißhandlung in Wirklichkeit schon deutlich vorher begonnen haben.

9.2 Merkmale der Täter

Tabelle 4: **Altersdifferenz Täter/Opfer** (in %)

Altersdifferenz	Jungen	Mädchen
0–3	3	4
4–10	34	19
über 10	61	72
unklar	2	5

64 Vgl. Fürniss 1990, 1992.

Bemerkenswert erscheint mir an dieser Tabelle, daß in 1/3 der Fälle (Jungen) und ¼ der Fälle (Mädchen) die Altersdifferenz zwischen Täter und Opfer geringer ist als 10 Jahre. Behält man daneben Tabelle 3 im Gedächtnis, muß ein erheblicher Anteil der Täter selbst noch im jugendlichen oder sogar kindlichen Alter gewesen sein.

Die Unterschiede zwischen Jungen und Mädchen als Opfer fremder Täter bzw. im innerfamiliären Bereich sind demnach erheblich. Eine mögliche Interpretation ist, daß sich darin die geschlechtsspezifische Sozialisation spiegelt: Auch heute dürfen Jungen ihre Freizeit häufiger und in jüngerem Alter unbeaufsichtigt verbringen, während Mädchen sich noch unter der Aufsicht von Eltern oder Verwandten aufhalten müssen. Entsprechend ist die Gefährdung durch Fremde für Jungen und durch Familienangehörige für Mädchen schon rein quantitativ größer.

Tabelle 5: **Grad der Bekanntschaft bzw. Verwandtschaft Täter/Opfer** (in %)

	Jungen	Mädchen
Fremder	40	21
Bekannter der Familie	31	33
Freund der Familie	13	8
Cousin(e)	5	5
Onkel/Tante	5	14
Geschwister	1	2
Großeltern	0	2
Stiefeltern	0	3
Eltern	0	3
andere	5	9
Summe	100	100
Autoritätsperson	49	49

»Autoritätspersonen« können zur Familie gehören (Vater, Großvater), zum Freundeskreis (Freund der Mutter, Babysitter), zum Bekanntenkreis (Lehrer, Trainer) oder gelegentlich fremde Personen sein (Rektor, Bischof). Diese Kategorie ist quer zu den anderen angelegt und wird nicht zu den anderen addiert.

9.3 Merkmale sexueller Mißhandlung

Tabelle 6: **Häufigkeit penetrativer Mißhandlungsformen** (in %)

Penetrativ	Jungen	Mädchen
Ja	62	49
Nein	34	47
Unklar	4	4

Penetrativ ist nicht nur Geschlechtsverkehr, sondern vor allem auch Analverkehr (sehr häufig bei *kleinen* Mädchen und bei Jungen) und Oralverkehr (für kleine Kinder besonders furchteinflößend). Dazu wird im allgemeinen auch Schenkelverkehr gerechnet.

Sexuelle Mißhandlung ist *immer* Gewaltanwendung! In Tabelle 7 ist jedoch der Einsatz brutaler körperlicher Gewalt gemeint. Dieser ist demnach relativ selten.

Wen Tabelle 8 überrascht, sollte einen Zusammenhang mit Tabelle 5 herstellen. Mißhandlung durch Fremde, bei 40% der

Tabelle 7: **Häufigkeit von Gewaltanwendung** (in %)

Mit Gewalt	Jungen	Mädchen
Ja	15	19
Nein	82	80
Unklar	3	1

Tabelle 8: **Zeitraum der Mißhandlung** (in %)		
Zeitraum	Jungen	Mädchen
1x	73	64
Bis 1 Monat	9	10
Bis 6 Monate	5	6
Bis 1 Jahr	3	3
Über 1 Jahr	8	11
Unklar	2	2
Summe	***100***	***96***

männlichen und 21% der weiblichen Opfer, dürfte weit überwiegend ein einmaliger oder kurze Zeit andauernder Akt sein. Eliminiert man diese aus Tabelle 8, wodurch z.B. exhibitionistische Akte, sexuelle »Anmache« und dergleichen herausfallen, erhält man Tabelle 9.

Es ergibt sich ein völlig anderes Bild! Das gilt noch mehr, wenn man sich vergegenwärtigt, daß es sich bei »Bis 1 Monat« und »Bis 6 Monate« wahrscheinlich um ziemlich vage Angaben handelt, obwohl die Befragten sicher nach bestem Wissen geantwortet haben. Wer das überprüfen will, sollte einmal

Tabelle 9: **Zeitraum der Mißhandlung ohne Fremdtäter** (in %)		
Zeitraum	Jungen	Mädchen
1x	33	43
Bis 1 Monat	22	17
Bis 6 Monate	12	10
Bis 1 Jahr	7	5
Über 1 Jahr	20	18
Unklar	5	3
Summe	***100***	***96***

versuchen, die Häufigkeit und zeitliche Verteilung wichtiger Ereignisse aus der eigenen (frühen) Kindheit zu rekonstruieren. So waren die Kinder, die in der schon erwähnten Londoner Kinderklinik betreut wurden (vgl. S. 99), im Durchschnitt über einen viel längeren Zeitraum, seit ca. drei Jahren, mißhandelt worden. Zugleich deutet das aber auch darauf hin, daß es für die psychischen Folgen von großer Bedeutung ist, über welchen Zeitraum sich die immer wiederholte Mißhandlung hinzieht – in Behandlung kamen die Kinder wegen der gravierenden Folgen, seltener nach Aufdeckung der Mißhandlung.

Tabelle 10: **Heimlichkeit der Mißhandlung** (in %)

Jemandem davon erzählt	Jungen	Mädchen
Ja, innerhalb 1 Jahres	43	41
Ja, später	14	24
Nie	42	33

Tabelle 10 ist leider nicht sehr aufschlußreich, da sie nicht zwischen einmaliger/mehrmaliger und Mißhandlung durch Fremde bzw. Bekannte einerseits und Freunde bzw. Verwandte andererseits differenziert. Es gibt viele Hinweise, daß

- Kinder um so seltener von ihrer Mißhandlung erzählen, je schwerer sie ist (also je häufiger und je näher ihnen der Täter steht), und
- Erwachsene die Mitteilungen der Kinder dann auch um so weniger beachten. So wird berichtet, daß im Durchschnitt erst die siebte Offenbarung Gehör findet.

9.4 Risiken sexueller Mißhandlung

Daß 1/3 aller Mädchen sexuell mißhandelt wird (meistens von ihrem Vater oder Stiefvater), Jungen dagegen selten, ist nach dieser Analyse der Untersuchung von Finkelhor mit größter

Wahrscheinlichkeit *falsch*. Aber wie groß ist nach den vorliegenden Erkenntnissen das *reale* Risiko, daß ein Kind von seinem Vater oder einem nahen Angehörigen oder aber von einem Fremden sexuell mißhandelt wird? Da ist zunächst einmal zu berücksichtigt, ob die Person des potentiellen Täters tatsächlich existiert! Zum Beispiel gibt es für jeden Menschen Fremde oder Bekannte; aber nicht jeder hat einen (mit ihm lebenden) leiblichen Vater oder älteren Bruder oder einen Onkel. Wer keinen älteren Bruder hat, kann von diesem auch nicht mißhandelt werden.

Zum Beispiel haben bei der gegenwärtig vorherrschenden 1- bis 2-Kinder-Familie ca. 1/3 aller Kinder gar keine Geschwister! Von den restlichen 2/3 haben nur die Hälfte ältere Geschwister, davon wiederum nur die Hälfte ältere Brüder. Berücksichtigen wir *Tabelle 4* (Altersdifferenz Täter/Opfer, S. 99), kommen als Mißhandler praktisch nur ältere Brüder mit einer Altersdifferenz ab 4 Jahren in Frage, das dürfte höchstens die Hälfte der älteren Brüder sein. Das heißt: Nur

$2/3 \times 1/2 \times 1/2 \times 1/2 = 1/12$ bzw. $\approx$ 8% *aller* Mädchen

verfügen überhaupt über einen Bruder, der als potentieller Mißhandler in Frage kommt!

Dann gewinnt die Feststellung, daß 1% der mißhandelten Jungen und 2% der mißhandelten Mädchen von ihrem älteren Bruder mißhandelt werden (vgl. Tabelle 5, S. 100), auf einmal ein ganz neues Gewicht: 26,7% aller Frauen geben an, daß sie als Mädchen sexuell mißhandelt wurden, davon 2% von ihrem älteren Bruder. D.h.,

2% von 26,7 $\approx$ 0,5 % *aller* Mädchen

werden von ihrem älteren Bruder mißhandelt. Da

0,5% von 8 % $\approx$ 16 ist,

heißt das: *Ca. jedes 16. Mädchen*, das über einen Bruder verfügt, der als potentieller Mißhandler in Frage kommt, wird von diesem auch mißhandelt! Nach entsprechender Rechnung gelangt man zu dem Ergebnis, daß das Gleiche für *ca. jeden 30. Jungen* gilt, der über einen älteren Bruder der entsprechenden Altersklasse verfügt!

Eine solche differenzierte Betrachtungsweise führt also zu dem Ergebnis, daß ältere Brüder zu den größten (potentiellen!!) Mißhandlungsrisiken ihrer jüngeren Geschwister zählen, was bisher nicht so deutlich war.

Voraussetzung für eine präventive Arbeit, die in der Schule oft angestrebt wird, ist eine realistische Abschätzung der Risiken. Das soll auf der Grundlage der Untersuchung von Finkelhor geschehen. In Tabelle 11 wird angegeben, wie groß das Risiko jedes Kindes ist, von einem real existierenden *männlichen Verwandten* über einen längeren Zeitraum sexuell mißhandelt zu werden. Also z.B.: Wie groß ist das Risiko, daß ein Kind von seinem leiblichen Vater, mit dem es auch zusammenlebt, sexuell mißhandelt wird? Es geht dabei nur um die *Größenordnung*. Täterinnen bleiben unberücksichtigt, obwohl deren Anteil nach gegenwärtigen Kenntnisstand nicht gering ist (ca. 20%); denn über die sexuelle Mißhandlung durch Frauen ist noch nicht genug bekannt. Ziel ist, irrationalen Vorstellungen über die Risiken sexueller Mißhandlung durch Verwandte entgegenzuwirken. Im Anhang (ab S. 247) werden die Berechnungsgrundlagen von Tabelle 11 in nachvollziehbaren Schritten dargestellt.

Tabelle 11 spricht für sich selbst. Die Aussage »1/3 aller Mädchen wird sexuell längere Zeit mißhandelt, in den meisten Fällen durch Vater oder Stiefvater« würde diese Werte zu *333 von tausend* aufsummieren. Der Wert *8,8 von Tausend* ist hoch genug, aber weit entfernt von dem genannten Katastrophenszenario. Auch wird deutlich, daß für Mädchen Geschwister und Onkel, für Jungen vor allem Cousins das größte Risiko sexueller Mißhandlung durch Verwandte mit sich bringen.

Sicher ist es am schlimmsten, wenn das Kind mit seinem Mißhandler unter einem Dach leben muß, diesem also unter keinen Umständen und zu keiner Zeit entgehen kann. Dieses Schicksal erleiden demnach *3,3 von tausend Jungen* und ca.

Tabelle 11:	**Mißhandlungswahrscheinlichkeit, bezogen auf Verfügbarkeit »potentieller Mißhandler«** (von 1000 Kindern, die über diesen Verwandten verfügen, werden wahrscheinlich von diesem sexuell mißhandelt)	
Angaben absolut	Jungen	Mädchen
Längere Zeit sexuell mißhandelt	28,8	58,7
Davon, sofern dieser verfügbar ist:		
Vater	–	2,9
Stiefvater	–	5,9
Deutlich älterer Bruder	3,3	16,0
Großvater	–	1,2
Onkel	2,9	16,4
Deutlich älterer Cousin	5,8	1,8

24,8 von tausend Mädchen. Schlimm genug – aber es macht die Familie noch nicht zu einem unsicheren Ort. Zum Beispiel ist demnach für jedes Kind das Risiko, einen schweren Unfall oder eine schwere Krankheiten zu erleiden, wesentlich größer als das Risiko, im engsten Familienkreis über einen längeren Zeitraum sexuell mißhandelt zu werden.

Natürlich gilt diese Risikoabschätzung nur, wenn man die Erhebung von Finkelhor zugrunde legt. Andererseits ergibt diese Befragung im internationalen Vergleich mit die höchste Mißhandlungsrate (vgl. Tabelle 1, S. 95). Die hiermit vorgelegte Schätzung dürfte somit zumindest nicht grob nach unten abweichen.

Solch eine Schätzung ist nur für Verwandte möglich; denn die Zahl der Fremden bzw. Bekannten und/oder Freunde der Familie mit Besuchskontakt, ist für jeden Menschen potentiell unbegrenzt, hängt praktisch von der aktuellen Situation ab, ist kurzfristig veränderbar und nicht einmal in der Größenordnung vergleichbar. Es kann also z.B. nicht angegeben werden, wie groß das Risiko eines Kindes ist, von seinem Lehrer, Erzieher, Pfarrer oder dergleichen mißhandelt zu werden – obwohl immer wieder behauptet wird, daß von diesen Berufsgruppen besonders hohe Risiken ausgehen. Eine Alternativinterpretation wäre z.B., daß diese Berufsgruppen häufig vertreten sind und zudem im Blickpunkt stehen, so daß es ein hohes öffentliches Interesse findet, wenn sie in Mißhandlungsfälle verwickelt sind.

9.5 Zusammenfassung der Ergebnisse: Wie groß ist das Risiko sexueller Mißhandlung für Jungen und Mädchen?

Die folgende Zusammenfassung berücksichtigt außer der Untersuchung von Finkelhor die wenigen deutschen Ergebnisse zu dieser Thematik und klinisches Material sowie Untersuchungsergebnisse, die auf Tagungen, Kongressen und Symposien ca. von 1991 bis 1994 mitgeteilt wurden. Es wird auch versucht, die gegenwärtigen Trends zu berücksichtigen, was bei der raschen wissenschaftlichen Entwicklung auf diesem Gebiet unerläßlich ist.

- Mädchen und Jungen werden vergleichbar häufig sexuell mißhandelt. In der Studie von Finkelhor beträgt das Verhältnis 62% : 38%.
  In neueren Untersuchungen liegt der Anteil sexuell mißhandelter Jungen an mißhandelten Kindern vielfach über ca 40%. Dieser dürfte sogar noch steigen, wenn es gelingt, Mißhandlungsformen, von denen überwiegend Jungen betroffen sind, wie pädophile sexuelle Mißhandlung, Sexringe und Kinder als Darsteller in kinderpornographischen Videos, genauer zu erfassen (vgl. S. 92f.). Es werden also nicht Mädchen sexuell mißhandelt, sondern Kinder.
- Die sexuellen Mißhandler sind weit überwiegend Männer. In welchem Ausmaß auch Frauen zu den Mißhandlern gehören, ist noch nicht ganz klar. Neuere Untersuchungen

Schaubild 1: **Mädchen/Jungen als Opfer**

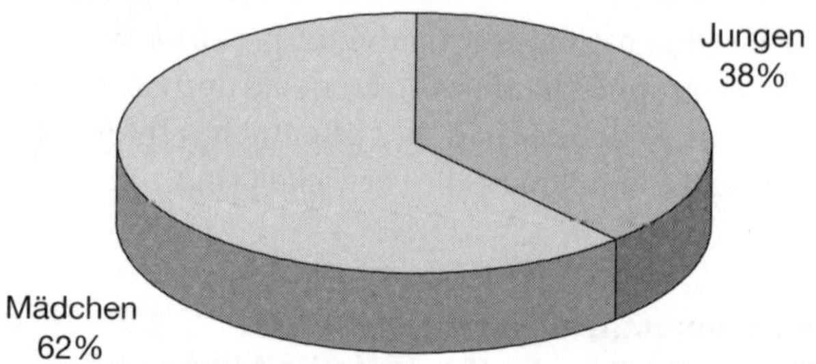

gehen in die Richtung, daß etwa 20% der sexuellen Mißhandlungen durch Frauen erfolgen.

- Die sexuelle Mißhandlung ist weitgehend unabhängig von der sozialen Schicht.
- Die sexuelle Mißhandlung beginnt in ca. der Hälfte der Fälle in der Vorschulzeit, sehr häufig auch schon in der Vorkindergartenzeit. Ebenfalls in ca. der Hälfte der Fälle beginnt die Mißhandlung in der Grundschulzeit. In einem kleinen Prozentsatz, unter 10%, beginnt sie erst in der Pubertät.
- Bis zu ca. 1/3 aller Männer und Frauen berichten von sexuellen Übergriffen in ihrer Kindheit oder Jugend. Diese Zahl schließt aber sehr viele Fälle einmaliger oder relativ harmloser Übergriffe ein, z.B. durch Exhibitionisten, die wichtige Mißhandlungskriterien nur teilweise erfüllen (vgl. S. 25–28).
- Durch *fremde Menschen* erfolgen diese Übergriffe bei 40% der sexuell belästigten Jungen und bei etwa 20 % der belästigten Mädchen. Fremde Menschen können also tatsächlich eine Gefahr für das Kind sein, und das muß bei der Sexualaufklärung von Kindern und Jugendlichen weiterhin berücksichtigt werden.
- Durch *Freunde* der Familie oder Menschen, die dem Kind *bekannt* waren, erfolgen die sexuellen Übergriffe bei über 40% der sexuell belästigten Jungen *und* der belästigten Mädchen.

Schaubild 2: **Männer/Frauen als Täter**

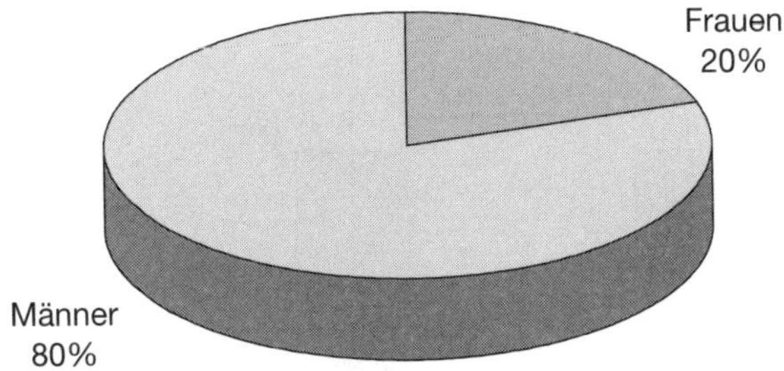

Schaubild 3: **Alter der Opfer bei Beginn länger andauernder sexueller Mißhandlung**

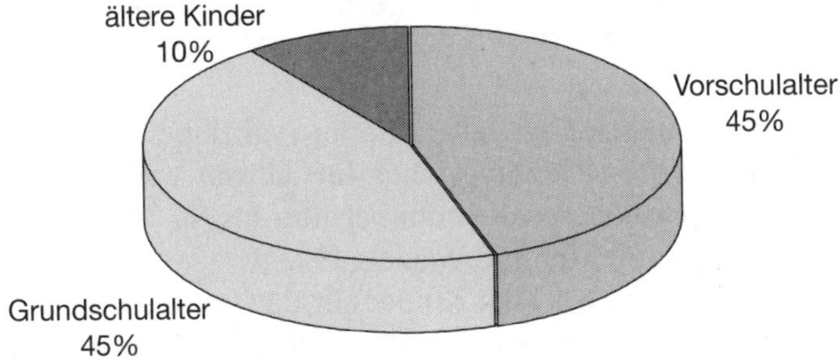

- Durch *Verwandte, einschließlich Geschwister und Eltern*, erfolgen die sexuellen Übergriffe bei knapp 20% der belästigten Jungen und bei knapp 40% der belästigten Mädchen.
- Wenn sexuelle Übergriffe wiederholt stattfinden und die Kinder bzw. Jugendlichen diesen Übergriffen wegen ihrer Abhängigkeit von der Person oder wegen der Wohnsituation nicht entgehen können, handelt es sich um sexuelle Mißhandlung im engeren Sinne. Dann sind die Folgen besonders schwer. Leider sind hier die Daten auch der besten Untersuchungen sehr ungenau. Von sexueller Mißhandlung kann man in jedem Fall sprechen, wenn ein Kind einen Monat und länger sexuelle Übergriffe erdulden muß. Und

Schaubild 4: **Beziehung Täter/Opfer**
(sexuelle Übergriffe aller Art)

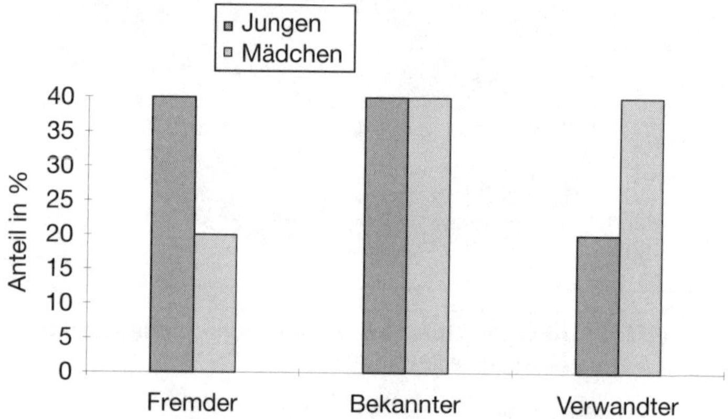

das geschieht ca. 6% aller Kinder (vgl. Tabelle 11, S. 105, unter Berücksichtigung einer für Jungen wahrscheinlich wesentlich höheren Restdunkelziffer als für Mädchen sowie Bilsky, Pfeiffer und Wetzels, 1992/93).

– Von diesen ca. 6% aller Kinder gilt, daß sie zu einem hohen Anteil von engen Vertrauenspersonen sexuell mißhandelt werden, also von Eltern, Geschwistern, Menschen, mit denen sie (eventuell vorübergehend, bei Besuchen) in der gleichen Wohnung leben, oder wichtigen Vaterfiguren. Dabei handelt es sich in ca. 30% der Fälle (für Mädchen) und ca. 10% der Fälle (für Jungen) um Verwandte. Hier gibt es auch den einzigen gravierenden Unterschied zwischen Jungen und Mädchen:
leibliche Väter und Stiefväter als sexuelle Mißhandler: bei Jungen relativ selten, deutlich *unter* 1%; jedoch bei ±1% aller Mädchen[65].

65 In der Stichprobe von Finkelhor werden 0,4% aller Mädchen von ihrem Vater oder Stiefvater mißbraucht. Bilsky/Pfeiffer/Wetzels 1992/93, S. 3, finden dagegen 1,4% (bis zum 14. Lebensjahr) bzw. 1,6% (bis zum 16. Lebensjahr).

Schaubild 5: **Wahrscheinlichkeit länger andauernder sexueller Mißhandlung nach Tätergruppen**
(bezogen auf 1000 Kinder; es handelt sich um eine grobe Schätzung)

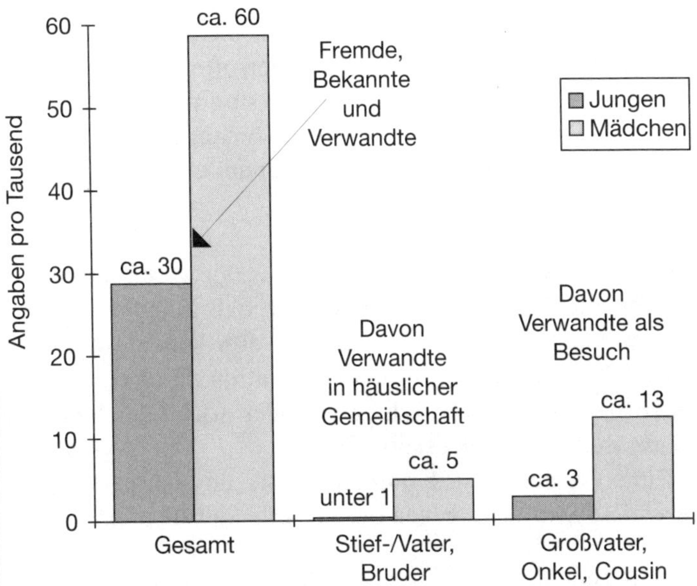

Relevante Vaterfiguren außerhalb der Familie: Bei Jungen viel häufiger als bei Mädchen.

Im folgenden Schaubild werden Mißhandlungen durch Fremde sowie andere einmalige oder kurze Zeit andauernde Ereignisse nicht berücksichtigt. Es handelt sich um eine grobe Schätzung auf der Basis der Erhebung von Finkelhor.

- Bei diesen ca. 6% aller Kinder gilt, daß die Mißhandlung überwiegend sehr schwer ist, nämlich penetrativ. D.h. anal und oral, bei Mädchen erst zwischen den Schenkeln und, sobald physisch möglich, auch vaginal. Bei Jungen durchschnittlich noch brutaler und schwerer als bei Mädchen.

- Um die Zahl »6% aller Kinder« zu konkretisieren: Wenn man davon ausgeht, daß die Mißhandlung durchschnittlich zwei bis drei Jahre andauert (vgl. Mitteilung von Fürniss, S. 102), und wenn man Mißhandlungen bis zum 15. Lebensjahr einbezieht, läßt sich das für Deutschland auf ca. 180.000 Kinder hochrechnen, die jährlich von solch schwerer sexueller Mißhandlung betroffen sind.[66] Für eine Halbmillionenstadt wie Hannover sind das ca. 1125 Kinder aller Altersstufen, die jährlich von engsten Vertrauenspersonen sehr schwer sexuell mißhandelt, d.h. penetriert werden.

Berücksichtigt man die Altersverteilung der Mißbrauchsopfer (vgl. Tabelle 3, S. 98), heißt das auch, daß in jeder 5. Klasse, je nach Klassengröße, bereits ein bis drei Kinder sitzen, die diese Erfahrung der vielfachen Penetration durch engste Vertrauenspersonen hinter sich haben oder noch täglich oder in kurzen Zeitabständen erleiden.

Zum Vergleich die Kriminalstatistik des Jahres 1995, für angezeigte Straftaten gegen die sexuelle Selbstbestimmung:

Im Jahr 1995 wurden von der Polizei 47108 Straftaten gegen die sexuelle Selbstbestimmung registriert, davon

Sexueller Mißbrauch von Kindern	16013
Exhibitionistische Handlungen	9103
Vergewaltigung	6175
Sexuelle Nötigung	5191
Verbreitung pornographischer Erzeugnisse	3247
Mißbrauch Schutzbefohlener	1914
Förderung der Prostitution	1127
Menschenhandel	919

66 Das stimmt sehr gut mit der Schätzung von Bilsky/Pfeiffer/Wetzels 1992/93, S. 4, überein, die auf völlig anderem Wege erhalten wird. Diese kommen für das Jahr 1991 und nur für die alten Bundesländer auf eine vermutete Anzahl von 82.000 sexuell mißbrauchten *Mädchen*.

Mißbrauch Jugendlicher	792
Zuhälterei	634
Mißbrauch Widerstandsunfähiger	543
sonstiges	1450

9.6 Häufigkeit anderer Mißhandlungsformen

Während für sexuelle Mißhandlung in den letzten Jahren erhebliche Anstrengungen unternommen wurde, um das Dunkelfeld aufzuhellen, ist das für andere Mißhandlungsformen nicht in gleicher Weise der Fall.

In der bereits erwähnten empirischen Untersuchung von Bilsky, Pfeiffer und Wetzels, die mir nach ihrer Planung, Durchführung und Auswertung sehr sorgfältig zu sein scheint, sind als Indizien für körperliche Mißhandlung nur sehr massive Einwirkungen erfaßt worden, wie »würgen, mit der Faust schlagen, Verbrennungen zufügen«.[67] Ca. 10% aller Erwachsenen erinnern sich rückblickend an solche Behandlung, sehr wahrscheinlich »Mißhandlung« auch bei Anlegen enger Mißhandlungskriterien.

Eine »maßvolle« Züchtigung ist in Deutschland Elternrecht, was nach der genannten Untersuchung auch gegenwärtig von ca. 70% aller Eltern wahrgenommen wird – mit nur geringfügig rückläufiger Tendenz.[68] Die Meßlatte für »maßvoll« wird dabei vom Bundesgerichtshof sehr niedrig gelegt. So führen die Richter in ihrem vielbeachteten Urteil (Az. StR605/86) aus, daß eine Züchtigung noch maßvoll sei, wenn ein Vater seine Kinder mit einem massiven Wasserschlauch von 1,4 cm Durchmesser durchs ganze Dorf prügelt.[69]

Diese Hinweise werden durch folgende kleine Untersuchung illustriert.

---

67 Bilsky u.a. 1992/93, Interne Ergebnisdokumentation, ohne Seitenzählung.
68 A.a.O., ohne Seitenzählung.
69 Vgl. Fegert 1993, S. 142; die näheren Umstände sind anderen Berichten über diesen Fall entnommen.

Tabelle 12:	**Häufigkeit von Kindesmißhandlung in einer Stichprobe »unauffälliger« Untersuchungsteilnehmer** (N = 40)	
Physische/psychische Kindesmißhandlung einschließlich schwerer Vernachlässigung	Sicher identifiziert	Wahrscheinlich
	14	2
Hinweise auf Mißhandlungsfolgen	Deutlich	Nicht eindeutig
	12	4

Tabelle 13:	**Formen von Kindesmißhandlung in einer Stichprobe mißhandelter Untersuchungsteilnehmer** (N = 16, Mehrfachnennungen möglich)		
Art der Mißhandlung	Sicher identifiziert	Wahrscheinlich	Prozentsatz aller Befragten (N = 40)
Körperliche Mißhandlung	9		22,5
Psychische Mißhandlung	14	2	40,0
Vernachlässigung	11		27,5

9.6.1 Eine Untersuchung in Hannover

Im Sommer 1988 wurden die (deutschen) Eltern aus zwei Schulklassen in einer hannoverschen Gesamtschule eingehend über ihre eigene Kindheit befragt. Die Gespräche waren sehr intensiv und dauerten zwischen zwei und sechs Stunden. Die Ablehnungsquote war nicht sehr hoch, so daß 40 Erwachsene befragt werden konnten. Diese qualitativ-quantitative Untersuchung hatte folgende Ergebnisse:[70]

---

70 Wegner 1989, S. 175f.

Wenn 16 von 40 befragten Eltern angeben, in ihrer Kindheit physisch bzw. psychisch mißhandelt und/oder vernachlässigt worden zu sein, entspricht das einer Mißhandeltenquote von 40% unter den Eltern dieser beiden Schulklassen!

In Tabelle 13 geht es um die 16 Eltern, bei denen im Verlauf der Interviews Kindesmißhandlung sicher oder wahrscheinlich identifiziert werden konnte. Beachten Sie bitte, daß die sexuelle Mißhandlung *nicht* untersucht wurde. Demnach könnten einige der Befragten *zusätzlich* sexuell mißhandelt worden sein, ohne daß das in Tabelle 13 erscheint.

9.7 Schätzung der Gesamthäufigkeit aller Mißhandlungsformen

Wie häufig die Vernachlässigung von Kindern vorkommt, kann noch weniger abgeschätzt werden, zumal wenn außer körperlicher auch soziale und emotionale Vernachlässigung berücksichtigt werden sollen. Dazu kommt, daß körperliche Vernachlässigung und materielle Armut in einem engen inhaltlichen Zusammenhang stehen.[71] Zudem entfällt die Möglichkeit retrospektiver Befragung von Erwachsenen hier weitgehend, da Unterlassungen weit weniger erinnert werden können als aktive schädigende Handlungen. Schätzungen für sehr schwere Fälle von Vernachlässigung liegen meistens zwischen 2% und 5% aller Kinder, wobei die Basis meistens Jugendamtsakten sein dürften.

Über schwere Fälle emotionaler Mißhandlung liegen mir gar keine Angaben vor. Daß Kindern von Geburt an oder z.B. nach (Wieder-)Verheiratung eines alleinerziehenden Elternteils jede Zuwendung und Anerkennung versagt wird und daß ihnen darüber hinaus ihre Unerwünschtheit und Wertlosigkeit nicht nur indirekt, sondern im Klartext tagtäglich vor Augen gehalten wird, ist keinesfalls selten. Eine Schätzung von 2%

---

71 Vgl. Kürner/Nafroth 1994.

und 5% aller Kinder für sehr schwere Fälle von emotionaler Mißhandlung und Vernachlässigung dürfte demnach eher konservativ sein.[72]

Eine einfache Addition,

ca. 6%	aller Kinder schwer sexuell mißhandelt,
ca. 10%	aller Kinder schwer körperlich mißhandelt,
2%–5%	aller Kinder schwer körperlich vernachlässigt,
2%–5%	aller Kinder schwer emotional mißhandelt, bzw. vernachlässigt,
ca. 20%–26%	*aller Kinder schwer mißhandelt,*

dürfte dennoch an der Realität vorbeigehen. Kinder werden häufig auf mehrfache Weise mißhandelt. Wenn der Kern jeder Mißhandlung die psychische Mißhandlung des Kindes ist, kann sich das in verschiedenen Lebensphasen des Kindes und auch der Mißhandler in unterschiedlichen Mißhandlungsformen manifestieren. So wird z.B. in Zeitungsberichten über Fälle sehr schwerer körperlicher Mißhandlung mit Todesfolge oder sehr schwerer Körperverletzung fast immer auch auf die völlige körperliche und gesundheitliche Verwahrlosung der Kinder und ihr Untergewicht hingewiesen. Desgleichen ist es nicht selten, daß Kinder mittels körperlicher Mißhandlung für ihre sexuelle Benutzung zugerichtet werden, was in Prozessen wegen Kinderpornographie und Kinderprostitution immer wieder ausführlich zur Sprache kommt.

Wägt man dies alles ab, dürfte *10%–15% aller Kinder als Opfer schwerer Mißhandlungen* aller Art eine einigermaßen seriöse und eher konservative Schätzung sein, d.h., *in einer durchschnittlichen Schulklasse ist* (je nach Größe der Klasse) *mit 2–5 schwer mißhandelten Kindern zu rechnen.*

72 Vgl. Schmidt in Martinius/Frank, 1990, S. 20.

Bezieht man allerdings auch *»leichtere« Fälle* ein, wie

- sexuelle Mißhandlung ohne Körperkontakt,
- gelegentliche Übergriffe durch Personen, die nur selten Zugang zum Kind haben,
- körperliche Mißhandlung im Sinne regelmäßiger Schläge und Ohrfeigen,
- nicht unmittelbar gesundheitsgefährdende Vernachlässigung,
- eine abwertende und kinderfeindliche Atmosphäre,

ist wahrscheinlich eine *Mehrheit aller Kinder* betroffen.

Bei Verwendung *normativer Mißhandlungsdefinitionen*, d.h.,

- geht man so weit wie die schwedischen Schutzgesetze oder wie die Konvention der Vereinten Nationen über die Rechte des Kindes[73],
- bezieht auch Belästigung durch Exhibitionisten ein und/oder die Fälle
- daß Kinder Zugang zu Pornofilmen haben und/oder
- daß schon elf- bis 14jährige Jugendliche kaum Ansprache oder Aufsicht durch Erwachsene haben und suchtmittelabhängig oder zu Crash-Kids werden und/oder
- daß Kinder fast rund um die Uhr und bis spät in die Nacht TV oder Videos sehen und/oder
- daß Kinder kaum Kontakt mit ihren Eltern haben, die ihren eigenen Interessen nachgehen und mit ihren Kindern wie in einer losen WG zusammenleben,

wird man sich bald der 100%-Marke nähern. Einige dieser mißhandlungsähnlichen Erfahrungen können in der einen oder anderen Lebensphase *fast jedes Kind* betreffen.

Auch der Prozentsatz mißhandelter Kinder und mißhandelnder Erwachsener darf nicht einfach gleichgesetzt werden:

---

73 Vgl. Dorsch 1994.

- Es wurde darauf hingewiesen, daß Pädophile oft sehr viele Opfer finden.
- Und wenn auch in vielen Familien nur *ein* Kind sexuell oder körperlich mißhandelt wird, gibt es natürlich auch viele Familien, in denen alle Kinder betroffen sind. Verwahrlosung dürfte sogar in der überwiegenden Zahl der Fälle mehrere Kinder betreffen.
- Dann gibt es natürlich auch sehr viele Fälle, in denen ein Kind von mehreren Erwachsenen mißhandelt wird, z.B. von *beiden* Eltern, dem Großvater und älteren Brüdern.

So wird man vielleicht dennoch – wenn man diese verschiedenen Fällen gegeneinander aufrechnet – mit aller Vorsicht annehmen müssen, daß auch *10%–15% aller Erwachsenen Kinder sehr schwer mißhandeln.* Für minder schwere Fälle und normative Definitionen läßt sich dann wieder entsprechend wie für Kinder argumentieren.

Teil B

Früherkennung, Aufdeckung und Intervention

10. Vorgehen bei Verdacht auf körperliche Mißhandlung

10.1 Nichtverbale Zeichen körperlicher Mißhandlung

Massive körperliche Gewalteinwirkung hinterläßt Spuren, von denen günstigstenfalls auf die Art der Einwirkung rückgeschlossen werden kann. Wenn körperliche Mißhandlung überhaupt aufgedeckt werden kann, geschieht es auf diesem Wege. In der bereits erwähnten empirischen Untersuchung sind als Indizien für körperliche Mißhandlung nur sehr massive Einwirkungen erfaßt worden, wie »würgen, mit der Faust schlagen, Verbrennungen zufügen«.[73] Ca. 10% aller Erwachsenen erinnern sich rückblickend an solche Behandlung, sehr wahrscheinlich »Mißhandlung«, auch bei Anlegen enger Mißhandlungskriterien.

Körperliche Mißhandlung ist, wie jede Mißhandlung, ein heimlicher Vorgang – jedoch eher in ihren Ausmaßen geheim, weniger als Tatsache an sich. Ein Grund dafür dürfte sein, daß in Deutschland eine »maßvolle« Züchtigung Elternrecht ist, was gegenwärtig auch von ca. 70% aller Eltern wahrgenommen wird – mit nur geringfügig rückläufiger Tendenz (vgl. S. 112f.).[74] Die *Tatsache* der Züchtigung ist zumindest anderen Kindern meistens bekannt. Wenn das Kind deprimiert oder besonders aggressiv erscheint, begründet der Sitznachbar oder ein Nachbarskind das oft in dieser Weise (»XY hat wieder den Arsch voll gekriegt …«). Auch eine schlechte Schulleistung wird von Mitschülern entsprechend kommentiert (daß XY nun Prügel zu erwarten habe).

---

73 Bilsky u.a. 1992/93, Interne Ergebnisdokumentation, ohne Seitenzählung.
74 A.a.O., ohne Seitenzählung.

Lehrer beziehen ihre Kenntnis des elterlichen Erziehungsverhaltens zuweilen halb unbewußt in *ihr* Erziehungsverhalten ein: Indem sie nämlich entweder bestimmte und eigentlich fällige Informationen an die Adresse der Eltern unterlassen (um das Kind zu schonen) oder indem sie die Eltern gerade in der Erwartung informieren, daß das (vielleicht besonders schwierige) Kind dann von den Eltern diszipliniert wird. Häufig drohen Lehrer auch damit, die Eltern eines Kindes zu informieren, sofern dieses sich erneut fehlverhält. Das ergibt nur dann einen Sinn, wenn der Lehrer davon ausgeht, daß die Eltern dann »andere Saiten aufziehen werden« als er selbst.

Daß Eltern ihr Kind schlagen, mag begrüßt oder (häufiger) kritisiert werden: Die Zahlen sprechen für sich selbst – auch viele der heftigsten Kritiker des Züchtigungsrechts schlagen ihr Kind (gelegentlich).[75] Es geht demnach um Hinweise auf Züchtigungsformen, die Merkmale körperlicher Mißhandlung aufweisen. Wir dürfen dabei nicht aus den Augen verlieren, daß die körperliche Mißhandlung im Kern eine psychische Mißhandlung darstellt, bei der die physische Verletzung von Kindern eventuell nur billigend in Kauf genommen wird – daß die Mißhandlung also ohne äußerlich erkennbare Zeichen bleiben kann. Oft wird das Kind jedoch auch ausufernd körperlich traktiert. Die obengenannte empirische Studie findet ca. 10% aller Kinder, für die das zutrifft – ebenfalls mit geringfügig rückläufiger Tendenz.[76] In diesen Fällen gibt es dann körperliche Zeichen, an denen sich eine Mißhandlung des Kindes sicher nachweisen läßt. Nur,

- Mißhandler achten meistens sorgfältig darauf, daß die Mißhandlung unentdeckt bleibt; wählen demnach z.B. Körperteile aus, die von Kleidung bedeckt sind und bleiben.

---

75 Ein weiterer Befund der Untersuchung von Bilsky u.a. 1992/93 ist, daß einerseits über 50% aller Eltern sogar selbst angeben, ihr Kind kürzlich geschlagen zu haben, und gleichzeitig ca. 75% aller Befragten fordern, daß das Züchtigungsrecht ganz abgeschafft oder erheblich eingeschränkt werden soll.

76 A.a.O., ohne Seitenzählung.

- Das Kind schämt sich seiner Mißhandlung oder fühlt sich trotz seiner Mißhandlung solidarisch mit seinen Eltern, nennt also harmlose Ursachen für seine Verletzungen (Treppe runtergefallen; mit dem Fahrrad gestürzt).
- Der Bundesgerichtshof setzt für den Übergang von (erlaubter) Züchtigung zu (strafbarer) Körperverletzung außerordentlich weite Grenzen (vgl. S. 112f.).

Praktisch wird man von einer strafbaren und somit zu Konsequenzen für die Eltern führenden Mißhandlung nur selten ausgehen können. Das heißt jedoch nicht, daß Kinder elterlichen Mißhandlungen schutzlos ausgeliefert sind. Wenn das Wohl des Kindes gefährdet ist, kann das Jugendamt zum Schutz des Kindes eingreifen. Es ist in Mißhandlungsfällen immer sehr wichtig, Straf- und Familienrecht zu unterscheiden. Während strafbare Handlungen von Eltern an ihren Kindern auch familienrechtliche Konsequenzen haben, gilt umgekehrt nur selten, daß die mangelnde Sorge von Eltern für ihre Kinder auch strafrechtlich relevant ist.

Zeichen körperlicher Mißhandlung werden ausführlich und nahezu erschöpfend in der Broschüre des Bundesministeriums für Familie und Senioren[77] oder bei Trube-Becker[78] aufgezählt. Im Kern gilt jeweils, daß alle Verletzungen Hinweise auf körperliche Mißhandlung sein *können*, deren Entstehen auf natürlichem Wege oder durch Unfälle sehr unwahrscheinlich ist. Das gilt für beidseitige Hämatome (»blaue Flecken«, z.B. *zwei* »blaue Augen«), kreisrunde Brandwunden (z.B. von Zigaretten), großflächige Verbrennungen an Fußsohlen oder Gesäß, mehrere parallele Striemen, Bißspuren und generell für zahlreiche Wunden oder blaue Flecken unterschiedlichen Alters. Außerdem verletzen *rechtshändige* Eltern ihr Kind eher auf der linken Körperseite, während *rechtshändige* Kinder sich eher auf der rechten Körperseite selbst verletzen.

---

77 Bundesministerium für Familie und Senioren 1993.
78 Trube-Becker 1982.

Sehr wichtig ist in diesem Zusammenhang, als Lehrer nicht aus den Augen zu verlieren, wie begrenzt die eigene Kompetenz ist. Wir erkennen vielleicht *Zeichen* für die körperliche Mißhandlung eines Kindes – ein abschließendes *Urteil* darüber können wir uns jedoch in aller Regel nicht erlauben. Das gilt vor allem auch, weil in einigen (seltenen) Fällen scheinbare Mißhandlungsfolgen dennoch auf natürlichem Wege oder durch Krankheiten erklärt werden können. So wird unsere Aussage, daß XY nach unserer Ansicht von seinen Eltern körperlich mißhandelt worden sei, vielleicht völlig irrelevant sein und dem Kind eher schaden als nützen. Es geht also darum, daß eine wirklich kompetente Person das Kind *rechtzeitig sieht* – und kompetent ist in diesem Fall ein Amtsarzt.

Wenn dieser kurzfristig nicht erreichbar ist oder wenn er z.B. in der entfernten Kreisstadt residiert, werden Sie einen Notarzt, Unfallarzt, praktischen Arzt oder Kinderarzt rufen müssen.

Wichtig ist in diesem Zusammenhang noch folgender Hinweis: Wenn ein Lehrer mit einem Kind einen Arzt aufsucht, ohne vorherige Einwilligung der Eltern, befindet er sich rechtlich zumindest in einer Grauzone. Der Lehrer muß ja leider damit rechnen, daß seine Bemühungen fehlschlagen – auch wenn sein Verdacht vielleicht nur zu berechtigt ist – und mißhandelnde Eltern verteidigen ihr Elternrecht oft sehr offensiv. So sollte er die Möglichkeit eines Rechtsstreits einbeziehen, der eine für ihn unerfreuliche Wendung nehmen wird, wenn sein Schulleiter mitteilt, daß er ihn rechtzeitig und ausdrücklich auf das Elternrecht hingewiesen habe oder gar, daß er ihm abgeraten oder den Arztbesuch mit dem Kinde geradezu untersagt habe. Andererseits wird die Einwilligung gerade in Fällen begründeten schweren Verdachts auf Kindesmißhandlung nicht erteilt.

Ich sehe dennoch einige Möglichkeiten, dem gefährdeten Kind zu helfen und es ggf. vor weiterer Mißhandlung zu schützen, unter der Voraussetzung, daß ein Lehrer über ausreichenden Rückhalt im Kollegium verfügt.

- In den hier angesprochenen Fällen kommt der Verdacht ja dadurch zustande, daß das Kind mit erheblichen Verletzungen in der Schule erscheint, oder daß es einen verwirrten oder apathischen Eindruck macht.

- »Rückhalt« bedeutet in diesem Fall, daß mehrere Kollegen, möglichst einschließlich der Schulleitung, zu der Überzeugung kommen und evtl. sogar in einem Gesprächsprotokoll festhalten, daß man ernste Gefahren für die Gesundheit des Kindes befürchte, (das so schwer ›die Treppe hinuntergefallen‹ oder ›mit dem Fahrrad gestürzt‹ sei, oder Verletzungen unklarer Herkunft aufweise, über deren Herkunft es nichts (mehr) wisse), das so apathisch sei und daß man darum für erforderlich halte, daß das Kind **sofort** von einem Arzt untersucht wird.

- Wenn die Eltern des Kindes rechtliche Schritte androhen oder einleiten sollten, nachdem die Hinweise nicht ausreichen, und wenn alles ›im Sande verläuft‹, haben dann ein Lehrer und die Schulleitung, also mehrere erfahrene erwachsene Personen, für das Kind ›Gefahr im Verzuge‹ gesehen und einen Arzt gerufen. Zwar haben sie im Rückblick die Situation (zumindest medizinisch) falsch eingeschätzt; gerade weil sie sich in medizinischen Dingen **nicht** kompetent genug gesehen haben und **keine schädliche Unterlassung** begehen wollten, ihre Kompetenzen jedoch nicht überschritten.

Im Gegenteil: Wer einen Menschen in Gefahr sieht und nichts dagegen unternimmt, obwohl das innerhalb seiner Handlungsmöglichkeiten läge, macht sich der unterlassenen Hilfeleistung schuldig. Wäre ein Kind z.B. tatsächlich schwer mit dem Fahrrad gestürzt und würde dann im Verlauf des Vormittags an Gehirnblutungen nach einem nicht erkannten Schädelbasisbruch sterben, hätte das für den Lehrer erhebliche Konsequenzen, einmal abgesehen von den Selbstvorwürfen, die er sich dann sicher ein Leben lang machen würde.

Das weitere Vorgehen sollte mit dem Arzt und im Kollegium besprochen werden.

Sehr wünschenswert ist natürlich, wenn bereits vor jedem Verdacht abgeklärt wird, welcher Amtsarzt oder welcher Arzt bereit ist, sich an diesem Verfahren zu beteiligen.

- Wenn ein Amtsarzt das Kind in Verdachtsfällen kurzfristig *in der Schule* aufsucht und dort untersucht, ist das *für den Lehrer* rechtlich unbedenklich. Da zu diesem Vorgehen unterschiedliche Rechtsauffassungen unter Amtsärzten existieren, jenachdem ob das Elternrecht oder die akute Gefährdung des Kindes in den Vordergrund gestellt wird, ist im *Vorfeld* und möglichst *vor* jedem Verdacht abzuklären, ob bzw. unter welchen Umständen ein Amtsarzt dazu bereit ist.

10.2 Systematische Handlungsanweisung bei Verdacht auf körperliche Mißhandlung

Wird ein Kind möglicherweise mißhandelt, heißt Schutz des Kindes vor allem, daß die Mißhandlung aufhören muß! Vielleicht ist Ihr erster Impuls bei Verdacht, mit den Eltern oder mit der Mutter des Kindes in diesem Sinne ein ernsthaftes Gespräch zu führen. In Kenntnis des sehr komplexen Ursachengefüges (vgl. S. 46) scheiden solche einfachen Lösungen jedoch sofort aus. Praktisch führt dieses Vorgehen zu dem von Fürniss scherzhaft so benannten »Platte-Nasen-Syndrom«, d.h., die Tür knallt zu, während Sie Ihr Anliegen vortragen, und vielleicht folgt ein Schreiben vom Rechtsanwalt. Sind Ihre Verdachtsmomente dagegen zwingend, wird das Kind abgemeldet (und geht künftig eventuell beim Wohnsitz der Großmutter zur Schule), und Sie sehen es nie wieder.

Aus diesem Grund haben sich zahlreiche Arbeitskreise Gedanken über ein erfolgversprechendes Vorgehen in Verdachtsfällen gemacht. Ich orientiere mich im folgenden an der systematische Handlungsanweisung eines Arbeitskreises beim Jugendamt Köln[79], die Sie mit Kollegen durchsprechen und für Ihre örtlichen und schulischen Verhältnisse ergänzen können (und sollten).

79 Arbeitskreis »Das mißhandelte Kind«. Redaktion: Jutta Breidert, Anne Busch, Steffen Hildebrand, Lisa Cerny, Ursula Enders, Jutta Gloeckner: Leitfaden für Fachkräfte in Kindertageseinrichtungen und in Schulen zum Umgang mit dem Verdacht der körperlichen Mißhandlung. Die eigenen Schritte planen – überlegt handeln. Köln 1994

Leitfaden zum Umgang mit dem Verdacht auf körperliche Kindesmißhandlung

1. Wahrnehmung

Vorgehen

Feststellen *körperlicher Verletzungen* (vgl. S. 122f.)

Fragen

- Gibt es für diese Verletzungen (auch in der Häufigkeit) andere glaubwürdige Begründungen/Erklärungen?
- Hatte das Kind Knochenbrüche?
- Wie alt können die Verletzungen sein?
- Versteckt das Kind seine Verletzungen (vergißt seine Sportsachen, geht nicht ins Schwimmbad)?
- Gibt es im Bereich der Familie Belastungen und/oder einschneidende Veränderungen?

Antworten und konkrete Hinweise

- Narben und Flecke unterschiedlicher Färbung weisen auf wiederholte Verletzungen hin.
- Bei Unsicherheit über Art der Verletzung kann der Jugendärztliche Dienst angerufen werden.
- Gespräche mit Kolleginnen und Kollegen führen und überprüfen, ob ihnen ebenfalls verändertes Verhalten oder körperliche Spuren aufgefallen sind.

Eigene Eintragungen

Name und Telefonnummer des zuständigen Arztes beim Gesundheitsamt:

____

Name und Telefonnummer der im Bezirk praktizierenden Kinderärzte:

____

____

Vorgehen

Feststellen *psychischer Veränderungen*, z.B. Ängstlichkeit, Ruhelosigkeit, plötzliches Zusammenzucken, geringe Konzentrationsfähigkeit, das Kind gibt schnell auf, häufige Stimmungsschwankungen, Einnässen …

Informationen über die Familie und über Bezugspersonen des Kindes.

Fragen

- Was weiß ich über Mutter, Vater, Geschwister?
- Was möchte ich erfahren?
- Wie ist meine Beziehung zu dem Kind?
- Wie ist meine Beziehung zu der Familie?
  Wie aufgeschlossen
  ist die Familie mir gegenüber?
- Zu wem hat das Kind sonst noch Kontakt?

Antworten und konkrete Hinweise

- Das Kind (aber auch die Eltern, z.B. beim Bringen und Abholen) weiter beobachten.
- Mit dem Kind sprechen (jedoch nicht über Ihren Verdacht).
- Mit den Eltern in Kontakt treten (jedoch nicht, um mit ihnen über Ihren Verdacht zu sprechen).
- Wahrnehmungen aufschreiben (Kladde anlegen!)

Eigene Eintragungen

2. Eigene Rückendeckung

Vorgehen

Gespräch mit Kollegen und Freunden

Fragen

- Wem kann ich meine Wahrnehmungen und auch Unsicherheiten anvertrauen?

Antworten und konkrete Hinweise

- Es ist ganz normal, daß Sie unsicher werden. Es ist gut, mit jemandem darüber zu sprechen.

Eigene Eintragungen

Vorgehen

Direkte Vorgesetzte, falls nicht möglich, nächsthöhere Vorgesetzte informieren.

Fragen

- Wann informiere ich die/den Vorgesetzten?

Antworten und konkrete Hinweise

- Sie brauchen fachliche Unterstützung und rechtliche Rückendeckung (vgl. S. 124).
- Falls ein intensiver fachlicher Austausch mit Vorgesetzten nicht möglich ist, suchen Sie nach Vertrauenspersonen!

Eigene Eintragungen

Name und Telefonnummer meiner nächsthöheren Vorgesetzten:

____

____

____

____

Fragen

- Wann informiere ich?

Antworten und konkrete Hinweise

- Bei schwerwiegenden Fällen den/die Vorgesetzen so bald wie möglich informieren.

Eigene Eintragungen

____

____

____

Vorgehen

Konsultation von Fachleuten

Fragen

- Wo finde ich fachliche Beratung?

Antworten und konkrete Hinweise

- Jugendamt, BezirkssozialarbeiterIn, Familienhilfe.
- Jugendpsychologischer Dienst.
- Gesundheitsamt: Jugendärztliche Beratungsstellen/Kinderarzt-Bereitschaftsdienst/Kinder- und Jugendpsychiatrie.
- Kinderkrankenhaus.
- Schulpsychologischer Beratungsdienst.
- Kinderschutzbund.
- Kinderschutzzentrum.
- Frauenschutzhaus/Frauenhaus.
- (Spezialisierte) Beratungsstellen, eventuell dem örtlichen Handbuch »Psychosoziale und ergänzende Hilfen« zu entnehmen.

Eigene Eintragungen

Name und Telefonnummer von Beratungsstellen in meinem Umfeld:

____

____

____

____

Vorgehen

Eigene Psychohygiene

Fragen

Was hilft mir, die ungelöste Situation auszuhalten?

Antworten und konkrete Hinweise

Das Kind hat schon eine erste Hilfe bekommen, indem Sie ihm glauben. Jetzt tragen Sie einen großen Teil der Last. Stärken Sie sich, damit Sie besonnen und ruhig handeln können, z.B. durch Gespräche oder etwas, das Ihnen guttut.

Eigene Eintragungen

Mir tut gut/mich beruhigt notfalls:

____

____

____

____

3. Deutung und Wertung der Wahrnehmung

Vorgehen

Eigene Grenzen erkennen

Fragen

Wo liegen meine fachlichen und persönlichen Grenzen?

Antworten und konkrete Hinweise

Es spricht für Ihre Fachlichkeit, wenn Sie Hilfen in Anspruch nehmen und Aufgaben und Verantwortung teilen können.

Eigene Eintragungen

Vorgehen

Medizinische Deutung

Fragen

Braucht das Kind sofort ärztliche Hilfe? Wer leitet sie ein?

Antworten und konkrete Hinweise

Beispiele von Verletzungen, die sofortige Hilfe erfordern:

- Verletzungen am Kopf (auch Übelkeit?), eventuell Hörschädigung durch Ohrfeige, blutende Wunden, Würgemale, Fesselungsspuren, Bindegewebsschwellungen (Hinweis auf starke Gewalteinwirkung).
- Bei deutlicher Beeinträchtigung des Allgemeinzustandes mit Blässe, Bauchschmerzen, Übelkeit, Erbrechen nicht nur Infekt, sondern eventuell stumpfe Bauchverletzung in Erwägung ziehen (Tritt in den Bauch).

Jeder Arzt ist verpflichtet, in Notfällen Kinder auch ohne Chipkarte zu untersuchen und zu behandeln.

Eigene Eintragungen

Notfallärzte:

____

____

Krankenhausambulanz:

____

____

Fragen

Kann ich die Mutter/den Vater einbeziehen?

Antworten und konkrete Hinweise

- Grundsätzlich mit Mutter und Vater zusammenarbeiten. Wenn die Eltern nicht erreichbar sind oder es Hinweise gibt, daß die Eltern Hilfsmaßnahmen boykottieren, gilt: Kindeswohl vor Elternrecht!
- Es ist unter Umständen günstig, das Kind nach Hause zu begleiten und mit Mutter und Vater zu sprechen.

Eigene Eintragungen

Amtsarzt, der im Notfall bereit ist, das Kind in der Schule zu untersuchen:

Fragen

Wer kann mich unterstützen?

Antworten und konkrete Hinweise

Alle Entscheidungen treffen Sie i.d.R. nicht allein, sondern gemeinsam mit Vorgesetzten und/oder Fachdiensten.

Eigene Eintragungen

Vorgehen

Psychosoziale Bewertung

Fragen

Kann ich verantworten, daß das Kind nach Hause geht?

Antworten und konkrete Hinweise

- Bedenken Sie besonders Wochenend- und Ferienzeiten!
- Wenn ein Kind Angst hat, nach Hause zu gehen, müssen Sie das ernst nehmen. Aber: Nicht übereilt handeln!
- Jedes Kind hat auch eigene Überlebensstrategien (Selbsthilfepotential). Doch: Der Kontakt zum Kind darf nicht abreißen, damit Sie abschätzen können, ob die Kraft des Kindes reicht.

Eigene Eintragungen

4. Planung möglicher Handlungsschritte

Vorgehen

Sofortiges Einbeziehen offizieller Stellen

Fragen

Wann wende ich mich an das Jugendamt oder an die Polizei?

Antworten und konkrete Hinweise

Wenn unmittelbar Handlungsbedarf besteht oder wenn keiner der folgenden Schritte möglich erscheint.

- Das Jugendamt kann auch anonym gefragt werden. Fragen Sie nach der zuständigen BezirkssozialarbeiterIn, nach dem Notdienst oder nach der Notunterbringung von Kindern.
- Auch die Polizei kann anonym konsultiert werden. Rufen Sie *nicht* unter 110 an, sondern über Amtsleitung! Gespräche über 110 werden automatisch aufgezeichnet, und die Polizei *muß* bei Verdacht einer strafbaren Handlung ermitteln.

Eigene Eintragungen

Jugendamt, Tagdienst, *Tel.*:

____

____

Jugendamt, Nacht- oder Notdienst, *Tel.*:

____

____

Polizei (Amtsleitung), *Tel.*:

____

____

Vorgehen

Konferenz der Lehrer, die das Kind kennen, einberufen.

Fragen

Wer kennt außer mir die Familie? Welche Institutionen kennen die Familie?

Antworten und konkrete Hinweise

Alle Informationen sind wichtig, um ein möglichst umfassendes Bild zu bekommen. Protokoll anfertigen.

Eigene Eintragungen

Weitere Gesichtspunkte:

Fragen

Dürfen/Müssen wir andere Institutionen informieren?

Antworten und konkrete Hinweise

Opferschutz steht vor Datenschutz! Wenn das Kindeswohl gefährdet ist, dürfen Sie nicht nur, sondern müssen Sie mit anderen Fachleuten kooperieren.

Eigene Eintragungen

Fragen

Welche anderen Institutionen können uns helfen?

Antworten und konkrete Hinweise

S.o.: fachliche Beratung.

Eigene Eintragungen

Vorgehen

Einberufung der Helferkonferenz

Fragen

Wer lädt sinnvollerweise zur Helferkonferenz ein?

Antworten und konkrete Hinweise

Die Institution, die die Familie am besten kennt, sollte die Helferkonferenz koordinieren (das ist gewöhnlich *nicht* die Schule!). Auch wenn es viel Zeit und Mühe kostet, alle an einen Tisch zu bekommen: Es lohnt sich,

- unterschiedliche Erfahrungen zusammenzutragen, Verantwortlichkeiten zu klären,
- verbindliche Absprachen zu treffen.
- Unbedingt Protokoll anfertigen!

Eigene Eintragungen

Weitere Gesichtspunkte:

Vorgehen

Gespräch mit dem Kind

Fragen

Worüber muß ich mit dem Kind sprechen?

Antworten und konkrete Hinweise

Sie übernehmen die Verantwortung und sind Begleiter des Kindes in dieser Krisensituation. Erklären Sie dem Kind, was Sie vorhaben und stimmen Sie ihr Tun soweit möglich mit ihm ab.

Eigene Eintragungen

Vorgehen

Gespräche mit den Eltern und mit dem Kind

Fragen

Wer spricht mit den Eltern?

Antworten und konkrete Hinweise

Die Person, die den besten Zugang zur Mutter/zum Vater hat und die Eltern annehmen kann (möglichst in Absprache mit der Helferkonferenz).

Eigene Eintragungen

____

____

____

____

Fragen

Zu welchem Zeitpunkt?

Antworten und konkrete Hinweise

- Möglichst nachdem alle Absprachen getroffen sind, d.h. nach einigen Tagen.
- Wenn das Kind sich Ihnen anvertraut hat und sich vielleicht nicht mehr nach Hause traut und wenn es das wünscht: noch am selben Tag.
- Wenn Sie ohne Wissen der Eltern mit dem Kind einen Arzt aufgesucht haben, sollten Sie noch am selben Tag mit den Eltern sprechen.

Eigene Eintragungen

____

____

____

____

Fragen

Wo?

Antworten und konkrete Hinweise

Laden Sie die Eltern zur Besprechung in die Schule ein, oder bieten Sie auf Wunsch einen Hausbesuch an (möglichst in Absprache mit der Helferkonferenz).

Eigene Eintragungen

____

____

____

____

Fragen

Soll das Kind beim Gespräch mit den Eltern anwesend sein?
Antworten und konkrete Hinweise

Fragen Sie das Kind, und beurteilen Sie, welche Konsequenzen ein solches Vorgehen für das Kind haben kann. Sind sie unsicher, dann holen sie sich fachlichen Rat.

Eigene Eintragungen

____

____

____

____

Fragen

Wie spreche ich mit den Eltern?

Antworten und konkrete Hinweise

Das Gespräch bedarf der Vorbereitung, (möglichst in einer Helferkonferenz).

- Die Mitteilungen müssen klar und sachlich sein, nicht vorwurfsvoll oder drohend.
- *Es geht nicht darum, den Eltern ein Geständnis abzuringen oder ihnen ins Gewissen zu reden!*
- Die Eltern müssen spüren, daß man sich für ihre Situation/Belastung interessiert.

Weitere Gesichtspunkte/eigene Eintragungen:

Fragen

Was bespreche ich mit den Eltern?

Antworten und konkrete Hinweise

- Beschreiben Sie die Verletzungen.
- Erzählen Sie, was das Kind berichtet hat, aber nur, wenn das Kind einverstanden ist.
- Sprechen Sie die Sorge der Eltern an.
- Nennen Sie den Eltern Möglichkeiten der Hilfe.
- Treffen Sie am Schluß des Gesprächs eine Vereinbarung (Schutz des Kindes, neuer Termin und/oder Vermittlung von Hilfe).
- Machen Sie Notizen über die Absprachen.

Weitere Gesichtspunkte/eigene Eintragungen:

Fragen

Wie geht es weiter?

Antworten und konkrete Hinweise

- Es ist nicht zu erwarten, daß in *einem* Gespräch alles geschafft wird.
- Eltern brauchen Zeit. Ihr Tempo ist nicht das Tempo der Eltern.
- Überlegen Sie, wer außer Ihnen die Beziehung zum Kind halten und es begleiten kann.

Eigene Eintragungen

11. Vorgehen bei Verdacht auf sexuelle Mißhandlung

11.1 Symptome

Die Tiefenpsychologie hat entdeckt, daß jeder Mensch die Ereignisse, von denen er nicht sprechen kann, dennoch unablässig mitteilt. Nur sind diese Mitteilungen verschlüsselt, und es erfordert viel Einfühlungsvermögen, sie doch zu verstehen.

Wenn ein Mensch, der schlimme Dinge erlebt hat, erst mal *erwachsen* geworden ist, kann ihm vielleicht niemand mehr helfen, weil niemand die Zeichen verstehen kann – er selbst am wenigsten. Diese Zeichen nennt man Symptome. Wenn jemand seine Nägel abkaut oder Haare büschelweise ausreißt oder sich ständig erbricht oder Angstzustände hat oder Herzschmerzen hat oder süchtig wird oder Selbstmordgedanken hat, dann sind das Symptome, d.h. Mitteilungen – leider unverstandene Mitteilungen.

Wenn ein *Kind* schlimme Dinge erlebt, also z.B. Mißhandlung und Mißbrauch, teilt es das den anderen Menschen vielleicht auch auf diese verschwiegene Weise mit. Je kleiner ein Kind ist, um so eher können aufmerksame Erwachsene diese Zeichensprache vielleicht doch verstehen. Manchmal findet man heute Buchtitel oder Filme, die z.B. heißen »Stumme Schreie«. Da geht es genau um diese verschwiegenen Formen der Mitteilung.

Kinder machen in dieser stummen Sprache der Symptome manchmal Mitteilungen, die, wenn sie in Worten ausgedrückt würden, laute Schreie wären:

- wenn ein Kind mit sieben Jahren wieder einnäßt oder sogar einkotet; oder

- wenn es andere Kinder pausenlos schlägt und ärgert oder sogar erheblich verletzt; oder
- wenn es sich selbst erheblich verletzt; oder
- wenn es magersüchtig oder bulimisch wird; oder
- wenn es (als Schulkind) plötzlich *massive* Leistungsstörungen oder sogenannte Verhaltensstörungen zeigt.

Das zeigt immer, daß da ein Kind in großer Not ist. Nur – in welcher Not es ist, wissen wir nicht.

Und es gibt auch ganz leise Hilferufe in dieser Sprache:

- wenn ein Kind sich zurückzieht, nicht mehr mit anderen Kindern spielt;
- wenn es unförmig dick wird;
- wenn es dauernd krank ist.

Wenn ein Kind schlimme Dinge erlebt, also Mißhandlung und Mißbrauch, teilt es das den anderen Menschen vielleicht *auch* durch *Symptome* mit, die den Symptomen Erwachsener vergleichbar sind, oder durch solche stummen (und manchmal auch sehr lauten) Schreie, die ich eben genannt habe. Wenn jemand deutliche Symptome zeigt, ganz gleich, ob Kind oder erwachsener Mensch, ist das *immer* ein Zeichen, daß es ihm ziemlich schlechtgeht und daß er (oder sie) ohne Hilfe keinen Weg mehr findet.

Wenn Kinder in Ihrer Klasse Symptome zeigen, ist das für Sie eventuell ein großes Problem. Sie selbst werden in diesen Fällen aber kaum helfen können, außer wenn Sie eventuell eine spezielle Ausbildung in Kunsttherapie, Rollenspiel, Gesprächsführung oder als Beratungslehrer/in haben. Sie können nur Wege suchen, das Kind in Kontakt mit professionellen Helfern zu bringen.

Sie wissen vielleicht, wie schwer das sein kann – wenn die Eltern nicht mitspielen oder wenn an Ihrem Ort professionelle Helfer nicht zu Verfügung stehen. Vielleicht bleibt Ihnen also nichts anderes übrig, als das Kind möglichst verständnisvoll zu *begleiten* oder wenigstens verständnisvoll zu *ertragen* – was manchmal am allerschwersten ist!

Wenn *Sie selbst* Symptome zeigen, sollten Sie akzeptieren, daß *Sie* Hilfe brauchen.

11.2 Aufdeckungsprobleme, wenn körperliche Mißhandlungsspuren fehlen

Ca. 10% aller Erwachsenen erinnern sich rückblickend an schwere Mißhandlungen. Die Häufigkeit, mit der solche Erziehungspraktiken aufgedeckt und die betroffenen Kinder geschützt werden können, ist dennoch vergleichsweise gering. Faktisch werden Kinder eher aus der Familie genommen, weil sie massiv verwahrlost erscheinen oder weil Eltern wegen ihrer Suchtprobleme sie nicht mehr verantwortlich versorgen können, als wegen körperlicher Mißhandlung. Daß letzteres häufig erst dann geschieht, wenn Kinder mit massiven Verletzungen ins Kinderkrankenhaus eingeliefert werden, resultiert selbstverständlich nicht aus der Ignoranz von Jugendämtern bzw. von deren Mitarbeitern, sondern aus der bereits erwähnten Beweisnot.

Unter diesen Umständen kann es nicht gerade verwundern, daß es noch schwieriger ist, Mißhandlungen aufzudecken und dann auch zu beenden, bei denen es *nicht* zu massiver körperlicher Gewalteinwirkung bzw. zu augenscheinlicher Vernachlässigung in bezug auf Ernährung, Hygiene und/oder Kleidung kommt. Psychische Mißhandlung ohne (bzw. mit geringer) körperlicher Gewalteinwirkung und psychische oder soziale Vernachlässigung von Kindern ist darum auch praktisch gar nicht aufzudecken und durch Einwirkung Dritter oder durch die Jugendämter zu beenden. Die Aufdeckung geschieht fast in allen Fällen erst nachträglich, wenn Erwachsene über ihre Kindheit nachdenken oder an einer Befragung zu diesem Thema teilnehmen. Da »nichts Greifbares« vorliegt, sind sich die meisten Menschen ihrer psychischen Mißhandlung oder Vernachlässigung und Verwahrlosung auch gar nicht bewußt. Sie kennen es nicht anders, zumal die Außenkontakte von Mißhandlungsfamilien gewöhnlich sehr gering sind, und halten ihre Situation für »ganz normal« bzw. durchschnittlich.

Einen Grenzfall stellt unter diesen Umständen die sexuelle Kindesmißhandlung dar, in zweierlei Hinsicht:

- In einer geringeren Zahl von Fällen erfolgt die Mißhandlung mit solcher Gewalt, daß körperliche Mißhandlungsspuren zurückbleiben.
- Die Einwirkung ist aber auch so masssiv und so traumatisierend, daß die Kinder wegen des Schweigegebots ihre unverarbeiteten Erfahrungen wenn nicht durch Symptome, dann in anderer nichtsprachlicher Form ausdrücken.

Naturgemäß sind körperliche Mißhandlungsspuren um so deutlicher, je kleiner das mißhandelte Kind ist. Wird also z.B. ein Kleinkind anal oder vaginal penetriert, gibt es immer erhebliche Verletzungen. Andererseits werden dann gerade kleine Kinder wegen dieser Verletzungen nicht in die Klinik gebracht, und wenn sie anderweitig erkranken, erst dann, wenn die Verletzungen abgeheilt sind. Dazu kommt, daß Verletzungen an Schleimhäuten sehr schnell heilen und bei einem etwas älteren, z.B. siebenjährigen Kind eventuell schon am nächsten Tag nicht mehr sicher nachweisbar sind. So gibt es unter Medizinern ein heftige Kontroverse darüber, wieweit man aus Reflexen im Analbereich bzw. aus der Größe (»Weitung«) der Afteröffnung und der Vaginalöffnung kleiner Kinder sichere Hinweise auf sexuelle Mißhandlung gewinnen kann.[80]

Seit einiger Zeit gelten auch Spermareste, die nicht nur in der Kleidung des Kindes, sondern auch auf der Haut erhalten bleiben können, als »sicheres« Beweismittel. Wenn der Verdacht auf sexuelle Mißhandlung während regelmäßiger Besuche bei Verwandten oder beim Vater besteht, kann eine peni-

---

80 Vgl. Fegert 1993, S. 31–36.

ble Untersuchung der Kleidung und der Haut des Kindes also sehr wichtig sein. Nur – Mißhandler stellen sich auf die neuen Untersuchungsverfahren ein. Wenn z.B. in den USA heute ein Großteil der Vergewaltiger ein Kondom benutzen, wird das wohl auf Mißhandler ebenfalls bereits jetzt oder in naher Zukunft zutreffen.

Die penible körperliche Untersuchung wird in ihrer positiven Auswirkung die negative Erfahrung der Peinlichkeit weit überwiegen, denn gelingt der körperliche Nachweis der sexuellen Mißhandlung, kann das Kind ab sofort vor weiterer Mißhandlung geschützt werden, und kann auch die ganze sehr problematische Befragung und Glaubwürdigkeitsprüfung unterbleiben, der die Kinder in Mißhandlungsprozessen oder auch in zivilrechtlichen Prozeduren in einer oft kaum erträglichen Weise unterworfen werden. Wenn körperliche Verletzungen festgestellt oder Spermareste vermutet werden, sollte das Kind möglichst rechtzeitig, d.h., bevor die Spuren verschwinden bzw. nicht mehr eindeutig zuzuordnen sind, von einem Amtsarzt[81], sonst einem Notarzt, einem Unfallarzt, praktischen Arzt oder Kinderarzt untersucht werden. Jede andere Handlungsweise, vor allem eine Untersuchung durch einen Lehrer, ist als professioneller Kunstfehler anzusehen und die Aussage eines Lehrers, daß das Kind Mißhandlungsspuren aufgewiesen habe oder daß er an der Kleidung Spermaspuren entdeckt habe, ist in jedem denkbaren Rechtsprozeß nur schädlich. In allen diesen Fällen ist es natürlich sehr wünschenswert, wenn schon vorher Informationen eingeholt worden sind, und wenn diese in der Schule und im Kindergarten abrufbereit vorliegen, damit bereits bekannt ist, welcher Arzt besonders erfahren in bezug auf Mißhandlungsspuren ist. Dieser Arzt wird gegebenenfalls auch Spermareste sichern, die dann an ein Labor weitergeleitet werden. Nur – diese Art des sicheren Nachweises ist nur selten möglich. In

---

81 Vgl. dazu den Hinweis auf S. 123

der Fachliteratur wird häufig die Zahl 10% aller Verdachtsfälle genannt.

Demnach sind die nichtsprachlichen Zeichen, mit denen Kinder auf ihre Mißhandlung hinweisen, jetzt und in Zukunft die wichtigsten Hinweise auf sexuelle Mißhandlung. Schon an dieser Stelle will ich, wie noch mehrmals, darauf hinweisen, daß solche Hinweise ihrem Wesen nach undeutlich sein müssen, denn

- das Kind ist ja vom Mißhandler zur Geheimhaltung verpflichtet worden;
- es darf demnach selbst »nicht merken«, daß es das Geheimnis verrät; und
- für nichtverbale Mitteilungen gibt es keine allgemeingültige Entschlüsselung. Zudem gilt:
- Für (fast) jede nichtverbale Mitteilung kann es verschiedene Gründe geben, also immer auch Gründe, die mit sexueller Mißhandlung nichts zu tun haben.

Die Überzeugung, daß ein Kind mittels nichtverbaler Mitteilungen auf seine sexuelle Mißhandlung hinweist, kann also nur langsam erwachsen, wenn sich immer neue Hinweise bei einem Erwachsenen schließlich zu dieser Gewißheit verdichten.

Daß, wie einige Prozeßberichte nahezulegen scheinen, in einigen Fällen schon *ein* Hinweis für ausreichend gehalten wurde, kann nur als Kunstfehler angesehen werden.

11.3 Nichtverbale Hinweise auf Mißhandlung

Wenn mißhandelte Kinder noch nicht in dem Maße traumatisiert sind, daß sie mit Symptomen reagieren, und wenn Kinder noch so klein sind, daß sie nicht jede ihrer Handlungen reflektieren, gibt es außer der Sprache der Symptome (wenn Hilfe von außen notwendig ist) und außer der Sprache der Worte noch andere Mitteilungsformen. Das sind:

- die Sprache des Spiels,
- die Sprache der Kinderzeichnung,
- die »Körpersprache« als Sprache einer unbewußten Offenbarung.

Nun werden heute Bücher in hoher Auflage verkauft, in denen es um die sogenannte Körpersprache geht. Meist handelt es sich um großformatige Werke, in denen zahlreiche Kommunikationssituationen bilderreich dargestellt werden. Bekannt sind in diesem Zusammenhang z.B. die Werke des Pantomimen Sammy Molcho. In diesen Büchern wird Körpersprache gelehrt, als handele es sich um eine erlernbare Fremdsprache. Zum Beispiel wird aus der Stellung der Beine und des Oberkörpers abgelesen, ob sich ein Gesprächspartner gegen den anderen abzugrenzen versucht oder ob er offen ist und bereit, sich auf eine nähere Kontaktaufnahme einzulassen.

Ziel ist selbstverständlich, die inneren Motive des anderen zu durchschauen, die dieser verbergen möchte. Zugleich kann, wer die Körpersprache versteht, genau das richtige Lächeln aufsetzen, die richtige Bein- und Körperstellung produzieren, um die eigenen inneren Motive besonders geschickt zu verbergen. Wer den Kommunikationspartner durchschaut, ihn zum »gläsernen Kommunikationspartner« macht und für diesen nicht nur undurchsichtig bleibt, sondern ihn sogar auf falsche Fährten locken kann, verschafft sich damit natürlich erhebliche Vorteile. Mir erscheint diese Motivation, die in der Manipulationstechnik des »Neurolinguistischen Programmierens (NLP)« auf die Spitze getrieben wird, ziemlich unmoralisch.

Zum Glück funktioniert das lange nicht so gut wie geplant.

- Zum einen kennt der Kommunikationspartner die Grammatik der Körpersprache oder die Technik des NLP vielleicht *auch* – und dann haben wir es bald mit zwei doppelt Geprellten zu tun, die bemüht sind, einander gegenseitig mittels sorgfältig gestylter Persönlichkeitsfassaden hinters Licht zu führen.

- Wichtiger jedoch: Die »Körpersprache« läßt sich nicht so einfach lernen. Es handelt sich nicht um eine Fremdsprache mit Vokabeln und Grammatik. Vielmehr verhält es sich ganz ähnlich wie mit Träumen, die ja ebenfalls sehr viel über den Träumer aussagen. Auch in diesem Fall sind Deutungsbücher ganz sinnlos und führen zu albernen Klischees der Art »Kirchturm = eregierter Penis«, »fliegen = Sex«. Jeder Traum gewinnt seinen Sinn erst aus dem Kontext des vom Träumer gelebten Lebens und kann demnach im Grunde nur von diesem selbst gedeutet werden, eventuell mit Unterstützung eines Menschen, der den Träumer *sehr gut* kennt, also z.B. seines Therapeuten oder eines Freundes oder Ehepartners.

Für die Sprache des Spiels, die Sprache der Kinderzeichnung, die Körpersprache und andere nichtverbale Mitteilungsformen bedeutet das: Nur wer den »Sprecher« sehr gut kennt und auch mit dieser Ausdrucksform sehr gut vertraut ist, wird überhaupt etwas verstehen!

11.3.1 Die Sprache des Spiels

Wenn ich dies niederschreibe, habe ich den großen Jean Piaget vor Augen, der durch die Straßen von Genf wandert und die Kinder beim Spiel beobachtet. Manchmal geht er auf einige Kinder zu, zieht sie ins Gespräch und läßt sich ihr Spiel ein wenig erklären. Wer mit diesem Blick während der Pausenaufsicht über den Schulhof wandert oder Spielphasen im Schwimmbad, in der Sporthalle, während eines langen Schulvormittags in der Grundschule, im Landheim beobachtet und begleitet, sich dabei schon immer seine Gedanken gemacht hat, immer schon neugierig war, was ein bestimmtes auffälliges bzw. »auffällig unauffälliges« Verhalten eines Kindes wohl bedeuten mag, wird, während er Kinder beim Spielen beobachtet, auch sehr viel sehen, das einen Mißhandlungsverdacht begründen oder erhärten könnte.

Wen dagegen das Kinderspiel eher langweilt oder gar stört, wer sich dann vielleicht am liebsten zufrieden auf die eigenen Angelegenheiten zurückzieht, weil er während der Spielphasen als Lehrer nicht so gefordert ist, wird auch dann nichts sehen, wenn er sich doch einmal zuwendet und zu beobachten versucht. Vor allem wenn das gezielt geschieht, um Hinweise auf eine eventuelle Mißhandlung zu gewinnen, besteht dann die Gefahr, die eigenen Vorstellungen durch punktuelle und mehr oder weniger zufällige und aus dem Lebenskontext des Kindes gerissene Beobachtungen rasch zu bestätigen.

11.3.2 Anatomisch korrekte Puppen

Die Sprache des Spiels ist ja universell. Vor allem in Rollenspielen zeigen Kinder viel von den Dingen, die sie beschäftigen. Auch für den erfahrenen Beobachter ist es nicht leicht, diese Sprache zu verstehen; denn Kinder spielen einfach alles, und es gibt natürlich fast kein Spiel, das nur sexuell mißhandelte Kinder spielen. Selbst wenn ein Kind ein ganz ungewöhnliches Spiel spielt, z.B. ein sexuelles Spiel, bei dem der Teddy mit der Puppe Geschlechtsverkehr hat, ist das durchaus nicht eindeutig. Es kann ja sein, daß das Kind seinen großen Bruder mit der Freundin beobachtet hat oder daß es heimlich einen Pornostreifen in das Videogerät gelegt hat.

Wenn dann allerdings die Puppe sagt, daß es in ihrer Muschi sehr weh tut oder daß aus dem Teddy eine ganz klebrige Milch kommt oder wenn sie am Pipi des Teddys lutschen will, ist es schon ziemlich sicher, daß das Kind sexuelle Erfahrungen mit älteren Jugendlichen oder mit Erwachsenen gemacht hat. Woher man das weiß?

- In der Muschi tut es eben nicht weh, außer wenn ein Kind vielleicht eine entzündete Scheide hat. Und wenn die Entzündung einfach so entstanden wäre, käme das Kind nicht auf die Idee, Geschlechtsverkehr zu spielen.

- Außerdem: Kleine Mädchen habe ohne äußere Einwirkung nur selten eine Scheidenentzündung.
- Und von klebriger Milch aus dem Penis weiß ein Kind nichts, das keine Samenflüssigkeit angefaßt oder im Mund gehabt hat.
- Und lutschen an Körperteilen, die gleichzeitig Ausscheidungsorgane sind, das mag kein kleines Kind – es ist ja noch in einer psychosexuellen Entwicklungsphase, in der Erotik eher anal ist. Bei Doktorspielen kleinerer Kinder wird gewöhnlich nicht gelutscht, sondern betastet, oder die Kinder beobachten einander gegenseitig beim Wasserlassen, pupsen und dergleichen.

Damit Erwachsene diese Spielsprache sicherer verstehen können, sind sogenannte anatomisch korrekte Puppen geschaffen worden. Es handelt sich gewöhnlich um weiche Stoffpuppen von Erwachsenen und Kindern, die alle primären und sekundären Geschlechtsmerkmale aufweisen. Dabei ist das Glied der erwachsenen Puppenmänner eregiert. Alle Puppen verfügen über Körperöffnungen (After, Vagina, Mund), in die das eregierte Glied der Puppen auch hineingesteckt werden kann. Die Puppen sind zunächst bekleidet, und die Geschlechtsmerkmale sowie die Körperöffnungen werden sichtbar, wenn das Kind die Puppen im Verlauf des Spiels umziehen will oder entkleidet. Im Aufdeckungsinterview werden kleineren Kindern solche Puppen zugänglich gemacht. Aus der Reaktion, wenn sie die Geschlechtsteile entdecken, und dem folgenden Spiel läßt sich die Mißhandlung oft ziemlich eindeutig nachweisen.[82]

Diese Puppen sind ausschließlich zur Aufdeckung sexueller Mißhandlung geeignet und werden *niemals* zum Spiel gegeben, gehören also auf keinen Fall in die Spielecke des Klassenzimmers oder des Kindergartens.[83]

---

82 Vgl. Fegert 1993, S. 21.
83 Vgl. Fegert/Mebes 1990.

Für die anatomischen Puppen gilt wiederum, daß darum eine heftige Kontroverse unter Fachleuten entbrannt ist. Während die einen sie für ein fast unentbehrliches Hilfsmittel im Aufdeckungsinterview halten, sind andere der Meinung, daß »gewöhnliche« Puppen in der Hand erfahrener Professioneller die gleichen Dienste tun (mit ungleich geringerem finanziellem Aufwand)[84], während eine dritte Fraktion sie für manipulativ hält und deswegen strikt ablehnt. Man müßte demnach zunächst erkunden, wie *nicht* mißhandelte Kinder auf solch projektives oder suggestives Material reagieren, damit man die Bedeutung kindlicher Reaktionen auf die anatomischen Puppen für die Aufdeckung sexueller Mißhandlung einschätzen kann – was aber bisher noch gar nicht oder nicht ausreichend geschehen ist.

11.3.3 Sexualisiertes Verhalten und das Problem der eigenen Grenzen

Außer Rollenspielen werden vor allem sexualisierte Spiele als Hinweis auf Mißhandlungserfahrungen einzelner Kinder in Frage kommen. Da ist zunächst zu klären, was »sexualisiert« von »sexuell« unterscheidet. Sexuell ist jedes Verhalten, in dem sexuelle Wünsche oder sexuelle Neugierde befriedigt werden. Wenn ein Kind sich selbst befriedigt, ist das zunächst mal ein sexuelles Verhalten. Das gleiche gilt, wenn die Grundschüler/innen Dora und Max zur Tat schreiten und endlich mal herausbekommen wollen, ob der Penis denn tatsächlich in die Scheide gesteckt werden kann. Wenn ein Lehrer dergleichen mitbekommt, sollte er die gleiche Diskretion zeigen, die er sich wünscht, wenn irgend jemand zufällig zum Mitwisser oder Zeugen seiner eigenen sexuellen Aktivitäten wird. Kommt ein Lehrer öfter in diese Situation, sollte er sehr ernsthaft prüfen,

84 Z.B. Britton/O'Keefe 1991; Kendall-Tacket 1992.

ob er seine Schüler, vielleicht ohne sich dessen richtig bewußt zu sein, ständig bespitzelt oder belauscht.

»Sexualisiert« ist ein Verhalten, das mit Sexualität aufgeladen wird, obwohl es damit eigentlich nichts zu tun hat. Wem in einer zärtlichen/gerührten/tröstenden Situation mit seiner Partnerin unweigerlich sexuelle Bedürfnisse aufsteigen, sexualisiert die Nähe; wem das gleiche im heftigen Streit geschieht, sexualisiert die Aggression, usw. Sexualisierung ist eine Erlebnisform, die häufig auftritt, wenn Menschen über einen langen Zeitraum die Erfahrung gemacht haben, daß sie die lebensnotwendige Zuwendung und Anerkennung durch andere Menschen nur mittels sexueller Aktivität oder Gefügigkeit erlangen können. Da das für sexuell mißhandelte Kinder sehr häufig der Fall ist, zeigen sich bei diesen (in der Kindheit, aber eventuell ein Leben lang) oft sexualisierte Verhaltensweisen in vielen Lebensbereichen und auch in ihrem Spiel.

Wenn ein Kind sich in einer Weise selbst befriedigt, daß viele Kinder es dabei beobachten können, könnte das auf eine Sexualisierung seiner Kontaktwünsche hindeuten. Vielleicht kann das Kind sich gar nicht vorstellen, daß es ohne sexuelle Präsentation beachtet werden könnte. Zum Beispiel berichteten die Pflegeeltern der Kinder, die in Flachslanden jahrelang in jeder denkbaren Form mißbraucht worden waren, daß diese Kinder zunächst völlig verblüfft waren, als sie ohne genitale Kontakte einfach nur in den Arm genommen oder ins Bett gebracht wurden.[85]

Das gleiche gilt für Dora und Max, wenn dieser die Dora nur nett findet und nun hilflos vor ihren sexuellen Annäherungen steht. Wenn sexualisiertes Verhalten von Dora tatsächlich beobachtet und nachvollziehbar beschrieben werden könnte, ließe sich damit ein bestehender Anfangsverdacht sehr erhärten, daß dieses Kind sexuell mißhandelt wird oder wurde.

---

85 Vgl. Ostermann H.J.: »Wenn wir zu den Männern mußten …« Mißbrauchte Kinder finden in einer Pflegefamilie ein neues Zuhause. Therapeutin hilft. In: Hannoversche Allgemeine Zeitung, 22.10.1994.

Zugleich würden Doras Chancen steigen, daß die Mißhandlung beendet werden kann. Dann zeigt sich, daß das größte Handicap, sich über sexualisiertes Verhalten von Kindern Gewißheit zu verschaffen, in vielen Fällen die verunsicherten Erwachsenen sind. Denn meistens schreiten Erwachsene, die Zeuge des Spiels werden, frühzeitig ein, bevor noch sicher ist, ob es sich vielleicht nur um einen Scherz oder die Nachahmung einer Medienerfahrung handelt, ob ein echtes sexuelles Interesse vorliegt oder ob tatsächlich ein sexualisiertes Spiel zu beobachten ist.

Die Motive, mit denen z.B. Lehrer im Landheim oder während der Pausenaufsicht einschreiten, sind natürlich jeweils nachvollziehbar – gewöhnlich soll das nicht mißhandelte Kind vor den Übergriffen geschützt werden. Der Preis ist jedoch, daß alles im dunkeln bleibt und der Lehrer damit unabsichtlich zum Komplizen des etwaigen Mißhandlers wird. Denkt man über die Situation dann in aller Ruhe nach, kann man wohl zu der Ansicht gelangen, daß der Grund für das frühe Eingreifen vielleicht überwiegend die Verunsicherung des Erwachsenen durch eine möglicherweise erkennbare oder erahnbar verbotene Sexualität ist. Daß Max, wenn er denn ein gut gepflegtes, einigermaßen aufgeklärtes und selbstsicheres Kind ist, ernsthaften Schaden an Leib und Seele nehmen könnte, weil Dora an seine Geschlechtsteile faßt oder ihn in einer sexuell gemeinten Weise streichelt oder Zungenküsse verteilt oder dergleichen, ist wohl kaum zu befürchten – zumal er immer noch das Weite suchen kann, wenn er sich zu sehr bedrängt fühlt.

Besonders prekär wird es, wenn das Kind den Erwachsenen in sein Spiel einbezieht. Wenn sich z.B. ein Grundschulkind der Lehrerin auf den Schoß setzt und anfängt, sie zu streicheln und ihr eventuell sogar unter den Rock geht. Das Kind, das dem Erwachsenen innen am Oberschenkel sehr weit hochfährt oder in letzter Konsequenz ans Geschlechtsteil greift, kennt diesen Weg genau. Es gibt kaum ein sichereres Zeichen für sexuelle Mißhandlung als solchermaßen sexualisierte Zärtlichkeit oder Nähe mit Erwachsenen. Es wird dann wohl jeder Lehrer bzw. vor allem jede Lehrerin selbst entscheiden müssen, was er/sie im Interesse und zum künftig eventuell möglichen Schutz des Kindes gerade noch zulassen kann. Die absolute Grenze ist in jedem Fall erreicht, wenn der Erwachsene die »wissenschaftliche« Neugierde im Sinne des Erkenntnisgewinns verliert und sich nur noch peinlich berührt und unwohl fühlt.

Wichtig ist noch, daß Sie sich nicht der Gefahr aussetzen, ihrerseits in den Verdacht als sexueller Mißhandler zu geraten. D.h., wenn für Sie alles klar ist, ist das sexualisierte Spiel zu beenden. Dann ist deutlich zu sagen: »Ich habe dich gern auf dem Schoß, aber daß du mich dort anfaßt, *möchte ich nicht*!« Der Vorfall sollte auch dokumentiert und Ihr Verdacht spätestens dann mit Kollegen und Fachleuten besprochen werden (vgl. S. 172). Auch wird eine erfahrene mütterliche Lehrerin, die mehrere Kinder großgezogen hat, solch einer Situation eher gewachsen sein als ein Junglehrer! Also – seien Sie nicht zu ängstlich, aber überschätzen Sie sich bitte nicht!

11.3.4 Die Sprache der Kinderzeichnung

Alles, was für die Sprache des kindlichen Spiels gesagt wurde, gilt in genau gleicher Weise für Körpersprache, also z.B. wie das Kind dasitzt, den Kopf hängen läßt, die Miene verzieht, unruhig ist und Unruhe verbreitet, und für Kinderzeichnungen. Nur wer Kinderzeichnungen schon immer eine spannende Lektüre fand, mit Kindern gern und sehr differenziert über ihre Zeichnungen spricht, viele Kinderzeichnungen aufgehoben und sie auch gerne in seinem Arbeitszimmer vor Augen hat, sich schon oft gefragt hat: »Warum malt das Kind gerade das, in dieser Anordung, mit diesen Farben? Welche Geschichte erzählt es damit? Wer ist wohl der *eigentliche* Adressat?«, selbst wohl auch gern zeichnet oder malt, wird in diesem »Spiegel der Seele«[86] viel erkennen können.

---

86 Baumgardt 1985.

Umgekehrt gilt: Es gibt kaum einen Bereich, in dem Laien, die sich seit ihrer eigenen Kindheit mit keiner Kinderzeichnung ernsthaft auseinandergesetzt haben, ungehemmter und dilettantischer Deutungen vornehmen.[87] »Echte« Kinderzeichnungen, das heißt solche, die Kinder einfach so für sich gezeichnet haben, kommen von allen bewußten menschlichen Produkten den Träumen am nächsten. Es gilt hier also alles, was für die Traumdeutung gesagt wurde, nur daß dazu auch noch einige Kenntnisse bezüglich Kinderzeichnungen kommen sollten. Ein kurzgefaßter Abriß dieses Gegenstandes erscheint mir nicht sehr sinnvoll, da mir vier gut lesbare und sehr informative Bücher bekannt sind, die auch für Laien geeignet sind und zusammen all das vermitteln können, was ein Lehrer über Kinderzeichnungen wissen sollte und was ihm dazu verhilft, in den Bildern seiner Schülerinnen und Schüler einer neuen und tieferen Dimension nachzuspüren:

- Baumgardt, Ursula: Kinderzeichnungen – Spiegel der Seele. Kinder zeichnen Konflikte ihrer Familien. Zürich: Kreuz-Verlag 1985
- Egger, Bettina: Bilder verstehen. Wahrnehmung und Entwicklung der bildnerischen Sprache. Bern: Zytglogge Verlag 1984 – Zytglogge Werkbuch
- Steinhage, Rosemarie: Sexuelle Gewalt – Kinderzeichnungen als Signal. Reinbek b. Hamburg: Rowohlt 1992
- Widlöcher, Daniel: Was eine Kinderzeichnungen verrät. Frankfurt a.M.: Fischer TB (Geist und Psyche 42254) 1984 (Original: Brüssel 1965, französisch)

11.4 Zusammenfassung

Körperliche Mißhandlung hinterläßt in vielen Fällen Spuren, die von einem erfahrenen Untersucher richtig zugeordnet werden können. Das gilt mit Einschränkung auch für sexuelle Miß-

---

87 Vgl. Fegert 1993, S. 21.

handlung, sofern diese mit körperlicher Gewalt einhergeht oder wenn mittels Spermaresten ein eindeutiger Nachweis geführt werden kann. Gelingt der Nachweis einer Mißhandlung auf diese Weise, ist in vielen Fällen ein Schutz des Kindes vor weiterer Mißhandlung unmittelbar möglich, ohne die verwirrende, meist belastende, oft sekundär traumatisierende und in den meisten Fällen erfolglose Aufklärungsprozedur.

Der Vorteil für das betroffene Kind ist so bedeutend, daß diese Chance einer Beendigung der Mißhandlung durch eindeutigen Nachweis, wenn sie sich denn ergeben sollte, auf keinen Fall vertan werden darf. Für Lehrer bedeutet das:

- auf körperliche Zeichen zu achten (vgl. S. 122f.);
- möglichst im Vorfeld den Rückhalt im Kollegium und bei der Schulleitung zu sichern; gegebenenfalls durch Teilnahme an Fortbildungsveranstaltungen (damit die Kollegen Vertrauen in Ihre Kompetenz haben können) und in der aktuellen Situation durch Gesprächsprotokolle (vgl. S. 124);
- dann aber entschlossen zu handeln und das Kind rechtzeitig, d.h., bevor die Spuren verschwinden bzw. nicht mehr eindeutig zuzuordnen sind, möglichst einem Amtsarzt, sonst in einer Kinderklinik und zur Not einem Unfallarzt, praktischen Arzt oder Kinderarzt vorzustellen (vgl. S. 123).
- In allen diesen Fällen ist es natürlich sehr wünschenswert, wenn schon vorher Informationen eingeholt worden sind, damit bekannt ist, welcher Amtsarzt oder welche Klinik besonders erfahren in bezug auf Mißhandlungsspuren ist. Solche Informationen kann man gewöhnlich in den Arbeitskreisen erhalten, die in vielen Gemeinden und Landkreisen tätig sind. Ansprechpartner werden gewöhnlich über das Jugend- und/oder Sozialamt genannt.

Wenn keine Spuren erkennbar sind, ein Kind jedoch sehr auffällig oder besonders unauffällig vom Verhalten der gleichaltrigen Mitschüler/innen in einer Weise abweicht, die auf S. 145ff. als »Symptom« beschrieben wurde, geht es darum, daß dieses Kind auf möglichst kompetente Weise unterstützt wird. Ihre Aufgabe ist es, die Eltern in dieser Richtung zu informieren.

Wenn die Eltern in der Vergangenheit besonders wenig kooperativ waren, wird Ihnen das nicht praktikabel erscheinen oder nicht ratsam, falls Sie den (vagen) Verdacht hegen, daß das Kind in seiner Wohnung mißhandelt wird. Dann informieren Sie den zuständigen Beratungslehrer, die zuständigen Fachleute des schulpsychologischen Dienstes oder einer Beratungsstelle. Sie sollten jedoch keine amateurhaften Ermittlungen anstellen oder eigene Behandlungsversuche unternehmen. Auch auf Deutungen im Sinne der reichhaltigen Ratgeberliteratur sollten Sie verzichten (»Du kratzt dir wieder alles auf – hattest du vielleicht Ärger mit deiner Mutter?«).

Wenn ein Kind dagegen nichtverbal in einer Weise kommuniziert, daß Ihnen das auffällt und daß Ihnen der Verdacht kommt, daß dieses Kind mißhandelt sein/werden könnte, kommen die Aufgaben auf Sie zu, die im folgenden Kapitel beschrieben werden. Dabei gilt grundsätzlich:

- Es gibt kein sicheres Zeichen für (sexuelle) Mißhandlung. Was immer Sie beobachten, könnte auch andere Gründe haben.
- Ein Zeichen ist immer, was sich von der Kommunikation oder von den Handlungen anderer Kinder unterscheidet und im Kontext nicht erklärbar ist.

12. Aufdeckung und Intervention[88]

12.1 Vorüberlegungen

Die folgenden Überlegungen gehen davon aus, daß es um einen Verdacht *sexueller Mißhandlung* geht. Grundsätzlich ist das Vorgehen für alle Mißhandlungsformen ähnlich, nur wird bei körperlicher Mißhandlung eher auf Spuren geachtet werden und bei Vernachlässigung eher auf Zeichen der Unterversorgung und weniger auf nichtverbale Botschaften des Kindes.

Ich möchte das an einer alltäglichen Situation[89] erläutern: In der Grundschule erscheint ein Kind verstört oder abwesend und malt zudem merkwürdige Bilder, über die es dann mit dem Lehrer nicht sprechen mag. Der Lehrer sieht in einigen dieser Bilder Merkmale, die auch in den Büchern von Baumgardt oder von Steinhage[90] in Zusammenhang mit sexueller Kindesmißhandlung gebracht werden, z.B. das auffällige Fehlen von Körperteilen, Übermalungen oder ungewöhnliche Darstellungen von Geschlechtsteilen.

Das mag ein erschütterndes Ereignis sein, weil die Vorstel-

---

88 »Aufdeckung« und »Intervention« wird oft gleichbedeutend gebraucht. Aber: Aufdeckung ist noch keine Intervention! Intervention ist immer ein Eingriff in die Lebensverhältnisse anderer Menschen. Ob diese dann tatsächlich erfolgt, hängt vom Ergebnis der »Aufdeckungsarbeit« ab, d.h., ob die Aufklärung des Mißhandlungsverbrechens gelingt und es dann auch aufgedeckt werden kann und davon, ob sie nach verantwortungsvoller Abwägung aller Umstände im Interesse des betroffenen Kindes ist!

89 Die folgende Darstellung orientiert sich an Fürniss 1990, 1992 sowie weiteren Fortbildungsveranstaltungen von bzw. mit Fürniss, in denen er die Aufdekkung sexueller Mißhandlung dezidiert und idealtypisch darstellt. Dazu kommen viele Erfahrungsberichte von Sozialarbeitern und Beratern, die in diesem Sinne zu arbeiten versuchen.

90 Baumgardt 1985; Steinhage 1992.

lung schwer erträglich sein kann, daß ein Kind, das er lieb gewonnen hat und mit dem er viel zusammen ist, eventuell solche schlimmen Erlebnisse hat. Da sexuelle Mißhandlung in kurzer Zeit zur Gewohnheit wird und Mißhandler ihr Verhalten dann nicht mehr kontrollieren können und meistens auch gar nicht kontrollieren wollen, muß er sich ausmalen, daß die Mißhandlung nicht nur früher und einmal oder selten stattgefunden hat, sondern heute und morgen wieder vorkommen kann. Als *mitfühlender Mensch* ist er da und sind wir alle da nicht nur gefordert, sondern wahrscheinlich auch überfordert.

Und dann? Der Impuls ist: Ich muß erst mal was tun, um dem Kind zu helfen!

Wenn in dieser Situation ein Kind stirbt, dann fast immer, weil ein Professioneller chaotisch eingegriffen hat! Mißhandlung hat Zeit! Das gilt besonders für sexuelle Mißhandlung, da diese in den meisten Fällen nicht lebensgefährlich ist. Um diese absurd scheinende Aussage zu begreifen, möge man sich folgendes vergegenwärtigen:

- Es ist *unser* Schock! Für das Kind und dessen Situation ändert sich zu diesem Zeitpunkt nichts.
- Für uns ist die sexuelle Mißhandlung in dem Augenblick real, in dem uns plötzlich der Verdacht kommt; aber das Kind wird wahrscheinlich schon seit längerer Zeit mißhandelt, eventuell seit Jahren!

Daraus folgt: Wenn Ihnen plötzlich der Verdacht kommt – nichts tun! Hinsetzen und ruhig überlegen. Nicht handeln, bevor nicht alle Möglichkeiten bedacht sind.

12.2 Bereitschaft, dem Kind zu glauben

Vielleicht erscheint dem Lehrer der gesamte Vorgang von seinem ersten Verdacht über die folgenden professionellen Aktivitäten und günstigstenfalls bis zur Aufdeckung der Mißhandlung und bis zum Schutz des Kindes reichlich zufällig, chaotisch und überwältigend. Im Gegensatz zu dieser unmittelbaren Wahrnehmung befindet er sich wahrscheinlich in einem Kommunikationsprozeß mit dem betroffenen Kind als Kommunikationspartner und Beobachter.

Die Aufdeckung beginnt in *unserem* Kopf. Wenn uns Kinder auffällig werden, müssen wir es innerlich für möglich halten, daß das Kind mißhandelt wird (von diesem netten Vater; in dieser seriösen Familie; von diesen fürsorglichen Eltern). Wenn der Lehrer einen Verdacht bekommt, hat *in Wirklichkeit* das Kind ihn auserkoren und hält es aufgrund seiner Signale für möglich, daß er ihm vielleicht helfen könnte. Das Kind wird ihn dann wahrscheinlich erst mal testen und beobachten, wie er auf kleine Andeutungen reagiert.

Spontane Aufdeckung ist in Wirklichkeit *nicht* spontan, sondern häufig bereits eine Reaktion auf unsere innere Bereitschaft, *dem Kind zu glauben*! Mißhandelte Kinder haben häufig sehr feine Antennen und spüren diese Bereitschaft, die ihnen erst die *Erlaubnis* gibt, aufdecken zu *dürfen*.

Wenn es um erlittene Mißhandlung geht, sagen Kinder fast immer die Wahrheit – es sei denn, sie werden durch Erwachsene manipuliert. Das gilt natürlich in erster Linie für Täter, aber z.B. auch für Frauen, die eine Sorgerechtsentscheidung oder Besuchsrechte in ihrem Sinne beeinflussen wollen, oder für Mitarbeiter, die einen mißliebigen Kollegen verdrängen wollen und dafür vor einer Rufmordkampagne nicht zurückschrecken.[91]

In dieser Hinsicht ist der Lehrer in einer sehr günstigen Situation. Zwar kann ein Täter sein Opfer in einer Weise manipulieren, daß es seine Mißhandlung unter allen Umständen leugnet; oder eine Ehepartnerin oder ein Mobber, daß es bei einem Sozialarbeiter oder vor einem Richter falsche Aussagen macht. Dem Kind, das ihm erst mit winzigsten Hinweisen, dann immer deutlicher die Geschichte seiner Mißhandlung vermittelt, kann der Lehrer dagegen *in jedem Fall glau-*

---

91 Vgl. Fegert 1993, S. 101–106.

ben, denn diese kleinen Zeichen im alltäglichen Verhalten, im Spiel und in Zeichnungen sind ebensowenig manipulierbar wie Träume oder psychische Symptome.

12.3 Bedeutung des Lehrers als Vertrauensperson des Kindes

Auch wenn der Lehrer nicht panisch handelt und wenn er von seiner Einstellung her bereit ist, dem Kind zu glauben, ist es schwer, folgenden Impulsen zu widerstehen:

- *Experten* zu beauftragen oder
- mit der *Mutter* (bzw. anderen Angehörigen) zu sprechen

und somit die Last der Verantwortung Fachleuten oder aber der Herkunftsfamilie zu übergeben.

Bedenken Sie aber: Wenn Ihnen der erste vage Verdacht kommt oder das Kind Ihnen gegenüber Andeutungen macht, die zu dem Verdacht führen, oder wenn das Kind Ihnen gegenüber die sexuelle Mißhandlung aufdeckt, sind Sie *keine Zufallsperson!* Vielmehr sind Sie die *Vertrauensperson* des Kindes! Nur bei Ihnen hat das Kind weniger Angst; entsprechend müssen Sie an dem gesamten Aufdeckungsprozeß beteiligt sein und vor allem auch beim Aufdeckungsinterview. Erst nach der »offiziellen« Aufdeckung (vgl. S. 177) können Sie das Feld den professionellen Helfern überlassen. Daraus ergibt sich, daß Sie die ganze Zeit mit professionellen Kinderschützern *zusammenarbeiten* müssen. Wenn Sie das Kind statt dessen einem Experten *übergeben*, bricht der Kontakt zusammen, und das Kind wird die Mißhandlung wahrscheinlich leugnen.

Mit der Mutter bzw. mit anderen Angehörigen des Kindes *dürfen Sie nicht sprechen!* Diese Forderung ist zunächst erschütternd, widerspricht sie doch allen selbstverständlichen Forderungen bezüglich einer Zusammenarbeit zwischen Schule und Elternhaus und zudem den Regeln mitmenschlichen Umgangs und Anstands, wonach Betroffene zuerst informiert werden, um ihnen Stellungnahme und Reaktion zu ermöglichen. Trotzdem wird diese Forderung unmittelbar einleuchten, wenn sich der Verdacht eventuell gegen Angehörige des Kindes richtet. Ob der Verdacht begründet oder falsch ist: In jedem Fall sehen sich diese einer enorm bedrohlichen Situation gegenüber, die nicht nur ihren Ruf, sondern ihre soziale und berufliche Existenz gefährdet und die sie in höchste Alarmbereitschaft versetzen muß.

- Solch ein Verdacht ist *fast unwiderleglich*! Alles, was ein fälschlich Verdächtigter tun oder sagen oder beteuern könnte, und alle wütenden oder auch unüberlegten und panischen Äußerungen könnten gegen ihn ausgelegt werden, da ein wahrer Täter sich ebenso verhalten würde. Sogar wenn ein Nachweis nicht zustande käme, könnte der Verdacht dadurch nicht ausgeräumt werden, da reale sexuelle Mißhandlung nur selten zu beweisen ist – was allgemein bekannt ist. Einen Menschen mit solch einem Verdacht zu konfrontieren, ehe dieser sich »mit an Sicherheit grenzender Wahrscheinlichkeit« zur Gewißheit verdichtet hat, ist absolut unethisch!
- Ein Täter könnte dagegen den Druck auf das Kind verstärken oder sich weiteren Nachforschungen entziehen, indem er das Kind z.B. ummeldet und in eine andere Schule gehen läßt.

Aber auch wenn sich der Verdacht nicht gegen Angehörige richtet, gilt: Wenn die Mutter die Vertrauensperson des Kindes wäre, hätte sich das Kind an seine Mutter gewandt und nicht an Sie! Wenn Sie sich an die Mutter wenden, wird das Kind voraussichtlich alles leugnen und möglicherweise sogar bestraft werden (»wegen der Lügen«).

- *Sie sind mitverantwortlich dafür, daß weder das betroffene Kind noch unbeteiligte Dritte einen (zusätzlichen) Schaden erleiden!*

Kürzlich gab z.B. der Leiter eines niedersächsischen Jugendamtes an, daß in seinem Amtsbereich Lehrer, die einen Verdacht auf sexuelle Mißhandlung mitteilen, danach von der ganzen Angelegenheit nichts mehr erfahren, angeblich aus Gründen des Datenschutzes. Wenn Sie solch eine Auskunft erhalten, heißt »mitverantwortlich«: Entweder finden Sie andere und kompetentere Helfer, oder *Sie müssen ertragen, daß Sie dem Kind nicht helfen können.*

Demnach tragen Sie, wenn Ihnen der Verdacht kommt, daß ein Kind sexuell mißhandelt wird, als Vertrauensperson des Kindes die Mitverantwortung

- als Interessenvertreter des Kindes bis zur offiziellen Aufdeckung der Mißhandlung (vgl. S. 177),
- bei der Bewahrung des Kindes und weiterer Personen vor zusätzlichen Schäden (s.o.),
- bei der Erhärtung des Verdachtes (s.u.); ferner dafür,
- daß, falls der Verdacht nicht erhärtet werden kann, das Kind aus dem Prozeß der Erhärtung des Verdachtes unbeschädigt herauskommt oder
- daß, falls trotz Erhärtung eine Aufdeckung aus irgendwelchen Gründen nicht möglich oder nicht opportun ist (vgl. S. 177), Sie das Kind mitfühlend stützen und eventuell trösten.

In letzterem Fall müssen Sie das Wissen um die Fortdauer der Mißhandlung, gegebenenfalls die Enttäuschung des Kindes in bezug auf Ihre Person und den eigenen Mißerfolg in professioneller Weise ertragen.

12.4 Erhärtung des Verdachts

Während dieser ganzen Zeit, in der Sie den Verdacht haben, müssen Sie ertragen, daß das Kind nach Hause geht und weiter mißhandelt wird! Dabei ist zu unterscheiden zwischen einem vagen Verdacht (»Gefühl im Bauch« = Verdacht 1. Ordnung) und einem Verdacht 2. Ordnung.

Ein Verdacht 2. Ordnung ist etwas sehr Hartes! *Verdacht 2. Ordnung sind Fakten!!*: Ein Verdacht 2. Ordnung liegt vor, wenn Professionelle, die im Prinzip offen für das Problem sind, darin übereinstimmen, daß es sich um einen Verdacht handelt. *Spätestens wenn außer Ihnen mindestens noch eine zweite, unabhängige Person davon überzeugt ist, daß solch ein harter Verdacht vorliegt, ist es Zeit,* professionelle Kinderschützer von Beratungsstellen oder vom Jugendamt zu konsultieren (vgl. ab S. 172).

Kinder geben erst kleine Signale, wollen erst testen. Das heißt, es stellt sich für Sie regelmäßig zunächst die Frage: Wie real ist die Realität, die ich vermeintlich wahrgenommen habe? Habe ich wirklich gesehen, was ich denke, daß ich gesehen habe? Das erste Zentrum ihrer Bemühungen ist darum die *Informationssammlung*.

Außer wenn materielle Beweise vorliegen, werden für die Erhärtung eines Verdachtes zahlreiche Informationen benötigt. Schon in dieser frühen Phase sollte möglichst auch ein externer Professioneller einbezogen werden (vgl. dazu S. 174), um zu reflektieren, ob das, was Sie wahrnehmen, die Wahrnehmung einer äußeren Realität ist und ein Indikator für Kindesmißhandlung.

12.4.1 Sammlung von Informationen

Die Informationssammlung ist zunächst nicht aktionsgerichtet:

- Es ist völlig unethisch einzugreifen, bevor man davon überzeugt ist, daß der Verdacht begründet ist! Erst müssen alle Fakten gesammelt werden. Das entspricht den üblichen gesellschaftlichen Gepflogenheiten, wenn vage Verdachtsmomente gravierende Gegenstände betreffen. (Vgl. S. 166)
- Jede auf das Kind oder die Familie gerichtete Aktion ist zu unterlassen! (Vgl. S. 165f.)

- Es geht zunächst nicht um gerichtsverwertbare Fakten, sondern nur darum, ob Ihr vager Verdacht in einen Verdacht 2. Ordnung überführt werden kann.
- Sie dürften aber nicht so vorgehen, daß eine künftige Gerichtsverwertbarkeit von vornherein ausgeschlossen wird. Das wird der Fall sein, wenn sie Antworten vorgeben (z.B. »Ist das Papi oder Opi?«) oder gar Antworten nahelegen (z.B. »Erzähl mal, was XY mit deinem Penis gemacht hat.« »Hast du gestern … [Film im Nachtprogramm] gesehen?«). Danach gibt es keine Möglichkeit mehr, zwischen Ihren Gedanken und Gedanken oder Erlebnissen des Kindes zu unterscheiden.
- Ein Urteil über Ihre Beobachtungen sollten Sie, auch von Ihrer inneren Haltung her, so lange wie möglich zurückstellen. Mißhandelte Kinder sind häufig besonders sensibel und haben ein äußerst feines Gespür dafür, welches *Ihre Vorstellung* von den realen Ereignissen ist, die Sie gerne bestätigt hätten. Gerade wenn das Kind Sie mag und Ihnen vertraut, wird es Ihnen gerne den Gefallen tun.

Der Verdacht wird durch die Vertrauensperson (vgl. S. 165) als Expertin für das Kind erhärtet, also durch die Erzieherin oder Lehrerin (nicht durch die Experten für die sexuelle Mißhandlung = Sozialarbeiterin oder Psychologin!).

Da sexuelle Mißhandlung ein Syndrom von Geheimhaltung ist, ist es wichtig, *überhaupt* zu dokumentieren! Es kann sich dann ein roter Faden ergeben, durch den eine Kette von kleinen Begebenheiten, die jede für sich nichts bedeuten, eine Bedeutung gewinnt.

- Es müssen auch Kleinigkeiten dokumentiert werden. Es geht um das Spezifische!
- Es dürfen keine Bewertungen dokumentiert werden, sondern konkrete Beobachtungen von Verhaltensweisen des Kindes: Was das Kind gesagt hat; was es gemalt hat; wie es sich verhalten hat. (Und *nicht*, daß es verstört, verängstigt oder sexualisiert war.)

- Was sich theoretisch einfach anhört, erweist sich praktisch oft als sehr komplex. Oft ist schon die Wahrnehmung sehr ungenau oder der Kontext. Zum Beispiel spielt ein Kind »Geburt«, und die Erzieher *sehen* es masturbieren. Oder: Plötzlich greifen scheinbar alle Kinder einander zwischen die Beine und an die Geschlechtsteile.

Sie müssen sich nicht ausschließlich auf Beobachtungen beschränken. Gespräche (z.B. über ein von dem Kind gemaltes Bild) dürfen dann aber nicht direktiv oder bewertend oder suggestiv geführt werden.

- Also nicht »Ist das dein Papa?«, sondern z.B. »Erzähl mal über dein Bild« oder »Wen hast du da gemalt?« oder »Was ist denn das?«.
- Wenn das Kind sagt »Weiß nicht!«, akzeptieren Sie das, gehen aber z.B. auf ein räumlich weiter entferntes = weniger angstbesetzes Objekt in dem Bild ein.
- Führen Sie das Gespräch »an der Angst entlang«. Wenn das Kind »dichtmacht« oder ausweicht, hat sich das Gespräch wahrscheinlich einem angstbesetzen Thema genähert. Gehen Sie dann zurück, sprachlich (z.B. indem Sie den Konjunktiv benutzen: »Wer könnte das denn sein?«) oder inhaltlich (z.B. räumlich oder zeitlich entfernteres Ereignis ansprechen).
- Oft ist eine entferntere Perspektive sehr hilfreich. Zum Beispiel die Perspektive bzw. die Geschichte des »Anderen Kindes«. (»Ich habe gerade vorhin mit einem anderen Jungen gesprochen, der ist auch sieben Jahre alt, und der heißt Peter. Der hat einen Mann gemalt, der war genau so angezogen wie der Mann. Was meinst du, warum Peter den Mann gemalt hat und warum der so eine komische Hose anhatte?«)

Oft werden wichtige Fakten nicht erhalten, weil Erwachsene es nicht aushalten können, Kinder bei sexualisierten Spielen oder Verhaltensweisen zu beobachten und sie gegebenenfalls danach zu fragen. Solche Situationen sind geeignet zur Klärung und eventuell Erhärtung des Verdachts, und man sollte sie zulassen, bis man sicher ist, worum es eigentlich geht. Grenzen sollten in diesem Fall flexibel gesetzt werden, z.B. erst wenn anderen Kindern ernsthafter Schaden zugefügt wird oder wenn der Erwachsene in eine unhaltbare Situation gerät (z.B. das Kind beginnt, ihn sexuell zu stimulieren).[92]

Die Informationssammlung (z.B. Gespräch über ein Bild) kann so lange fortgesetzt werden, bis das Kind Sie plötzlich anschaut. Dieser Blick ist vielen berufsmäßigen Erziehern bekannt (meist ist es ein Blick halb über die Schulter, ohne dem Lehrer den Körper zuzuwenden, oder nach oben, mit halbgesenktem Kopf). Er drückt die Vermutung oder die Frage aus: »Weißt du (etwa), wovor ich Angst habe, daß du es weißt?« Oder auch: »Ich weiß, daß du vermutest ...« Das kann ein Angebot sein, über das Geheimnis zu kommunizieren, oder der Abbruch der Kommunikation.

- Eventuell könnte die Kommunikation dann bis zur Aufdekkung des Geheimnisses fortgesetzt werden. *Das darf aber nicht geschehen, wenn Sie noch nicht wissen, wie es danach weitergeht!* Es ist aber auch möglich, aus der angebotenen Kommunikation des Geheimnisses auszusteigen, diese stehenzulassen, ohne sie jedoch zurückzuweisen, und später fortzusetzen. Dadurch kann Zeit für eine sorgfältige Vorbereitung des Aufdeckungsgesprächs gewonnen werden.
- Wenn das Kind die sexuelle Mißhandlung spontan aufdeckt, *muß* sofort das Jugendamt informiert werden.

Eine Therapie bei andauernder sexueller Mißhandlung gefährdet das Kind. Vor allem eine aufdeckende Therapie verringert den Selbstschutz des Kindes, so daß es bei Fortdauer der Mißhandlung zu sehr schweren Symptomen oder zu Kurzschlußhandlungen bis hin zum Suizid kommen kann.

---

92 Vgl. dazu S. 155ff.

- Wenn der Verdacht auf sexuelle Mißhandlung im Verlauf einer Therapie aufkommt, muß bis zur Klärung des Verdachts anstelle von therapeutischer Arbeit Untersuchungs- und gegebenenfalls Aufdeckungsarbeit geleistet werden.
- Demnach geht es bei Verdacht auf sexuelle Mißhandlung auch nicht darum, für das Kind einen Therapieplatz zu suchen!

12.4.2 Anonyme Konsultation

Das zweite Zentrum Ihrer Bemühungen ist die Konsultation mit anderen Professionellen. Für sexuelle Mißhandlung gilt: Mit der Familie *darf nicht* gesprochen werden. Mit anderen Professionellen *muß* gesprochen werden! Ohne Einbeziehung weiterer Professioneller ist es weder möglich, die Mißhandlung zu beenden, noch eine Aufdeckung oder Intervention durchzuführen. Mißhandlung erfordert in jedem Fall *Multiprofessionalität* und die *Zusammenarbeit* verschiedener Professioneller!

Nur – wie können Sie wissen, ob die Professionellen, die Sie konsultieren, nicht panisch oder unüberlegt handeln und eventuell genau die Fehler begehen, die unbedingt vermieden werden müssen?

Wenn das professionelle Netz nicht erprobt ist, ist es wichtig, mit einer *anonymen Konsultation* zu beginnen. Dann kann der vage Verdacht problemorientiert (statt personorientiert) erörtert und eine vorzeitige Intervention verhindert werden.

Der Fall ist anonym zu schildern und mit den jeweiligen Gesprächspartnern zu erörtern. Es kann dann z.B. geklärt werden,

- welcher Art Beobachtungen sein müssen, die als Verdacht gewertet werden können (Achtung! → Polizei unbedingt über Amtsleitung anrufen, nicht über 110! Bei Benutzung der Notrufnummer wird automatisch mitgeschnitten und

das Gespräch kann zum Anrufer zurückverfolgt werden. Die Polizei ist dann zur Ermittlung *verpflichtet*!);
- wie ein Aufdeckungsgespräch gestaltet und gegebenenfalls eine Intervention erfolgen würde (mit dem Jugendamt);
- welche Voraussetzungen für einen Sorgerechtsentzug vorliegen müssen (Familienrichter).

Dann können Kriterien und Formen einer problemorientierten, interprofessionell geplanten Aufdeckung sowie einer erfolgversprechenden Intervention entwickelt werden:

- So wird man selbst mit der Denkweise der anderen Professionen bekannt.
- Diese setzen sich (eventuell erstmals) mit dem *Problem* auseinander (→ Was ist bei sexueller Mißhandlung ein »Verdacht«? Welche Kriterien müssen erfüllt sein, damit ein Kind sicher ist und wieder nach Hause kann? Wie kann eine sinnvolle Kooperation mit einem Lehrer als Vertrauensperson aussehen? Welche Aufgaben kann/darf ein Lehrer übernehmen, welche jedoch nicht?)

Ziel ist zunächst, eine Kontaktperson aus jeder beteiligten Profession als Kooperationspartner zu gewinnen. Es geht nicht um Institutionen, sondern um Personen!

Es gilt der Erfahrungssatz: Nichts ist erfolgreicher als eine erfolgreiche Kooperation. Man kann sich dann immer wieder an die erprobten Mitprofessionellen wenden. *Längerfristig* kann die Konsultation dann auch *offen* erfolgen.

12.4.3 Konsultation und Kooperation unter Einbeziehung von Rechtsprofessionellen

Ich halte folgendes Vorgehen für sinnvoll:

- Der allererste Verdacht sollte wohl im Kollegenkreis besprochen werden.

- Wenn man sich dann aber darüber verständigt, daß eine Konsultation mit Professionellen erforderlich ist, sollten möglichst zugleich eine spezialisierte Beratungsstelle *und* ein erfahrener Rechtsanwalt konsultiert werden. Ist Ihr Verdacht weniger spezifisch und gründet sich eher auf Verhaltensauffälligkeiten des Kindes, ist auch an eine Konsultation des schulpsychologischen Dienstes zu denken.

- Wichtig: *Bevor* Maßnahmen ergriffen werden, die über eine Konsultation und über eine reine Beobachtung des Kindes durch den Lehrer oder seine Kollegen hinausgehen, also auch, bevor man einen Mitarbeiter einer Beratungsstelle einlädt oder dort den Namen des Kindes nennt, ist das Jugendamt zu informieren, unter Nennung des eigenen Namens, jedoch nicht des Namens des Kindes.
  - Dem Jugendamt ist der Fall zu schildern.
  - Es ist zu begründen, warum es im Augenblick nicht sinnvoll sei, dem Jugendamt auch den Namen des Kindes mitzuteilen.
  - Es ist mitzuteilen, daß man zunächst eine spezialisierte Beratungsstelle konsultieren wolle.

  Das Jugendamt wird diesem Anliegen gewöhnlich zustimmen und einverstanden sein, zu einem späteren Zeitpunkt näher informiert zu werden. Sehr sinnvoll erscheint es mir, dieses Gespräch mit einer Konsultation des Jugendamtes zu verbinden und gegebenenfalls auch nach geeigneten Beratungsstellen zu fragen, da vor allem in größeren Städten oft ein überraschend vielfältiges Angebot existiert, das über die allgemein bekannten Beratungsstellen des Kinderschutzbundes, des Wildwasser-Verbundes, ärztliche Kinderschutzambulanzen und dergleichen weit hinausgeht.

- Bevor Maßnahmen ergriffen werden, die über reine Beobachtung des Kindes hinausgehen, also auch, bevor man das Kind z.B. seine Familie malen läßt, sollten die beteiligten Professionellen in einer Helferkonferenz alle Punkte abklären, die in diesem Fall zu beachten sind. Ziel sind Verhaltensmaßregeln, damit eventuelle Befunde nicht verwässert oder entwertet werden.

- Langfristig wäre es sehr sinnvoll, wenn eine Arbeitsgruppe einen entsprechenden Katalog erarbeiten würde.
- Wenn genügend Informationen vorliegen, verständigen sich die beteiligten Professionellen zuerst darüber, ob überhaupt ein Aufdeckungsgespräch bzw. eine Intervention stattfinden soll.
- Wird dies positiv entschieden, sollten sich die beteiligten Professionellen vergewissern, ob sich das Kind weitergehende Aktivitäten überhaupt wünscht und sollten nichts unternehmen, bevor sie ehrlich davon überzeugt sind. Vielleicht ist das Kind durch die Beachtung, die es in seiner Not gefunden hat, ausreichend getröstet und möchte keine weitergehenden Konsequenzen. Je jünger das Kind ist, um so mehr ist das eher intuitiv zu erahnen, als daß es tatsächlich ausgesprochen wird.
- Wird auch dies positiv entschieden, ist spätestens dann das Jugendamt offen einzubeziehen! Von diesem Zeitpunkt an trägt dieses auch die Verantwortung für das weitere Vorgehen. Wenn zuvor, in der anonymen Konsultation (vgl. ab S. 172), die Möglichkeiten einer Zusammenarbeit gut geklärt werden konnten, wird die wechselseitige Konsultation und die Kooperation der beteiligten Professionellen, einschließlich des Lehrers, jedoch ungehindert weitergehen.
- Zunächst ist dann zu klären, ob die Aufdeckung ausschließlich mit dem Ziel von Kinderschutzmaßnahmen erfolgen soll, oder ob auch eine Anzeige geplant ist. Wird letzteres beabsichtigt, sollte man dem Rechtsanwalt in dieser Phase eine Schlüsselstellung zukommen lassen, da sinnvollerweise bereits im Vorfeld geprüft werden sollte, ob dieser Fall sich nach Lage der Dinge überhaupt für eine Rechtsintervention eignet.
- Ob Kinderschutzintervention oder Rechtsintervention – in jedem Fall müssen wieder Verhaltensmaßregeln erarbeitet

werden, damit das angestrebte Ziel nicht durch ein unvollständiges oder suggestiv wirkendes Interview oder durch Dokumentationsfehler verfehlt und das Aufdeckungsinterview nicht unabsichtlich rechtlich entwertet wird.

- Man wird gewöhnlich *zunächst* eine Kinderschutzintervention anstreben. Darum sollte vorher möglichst auch der zuständige Familienrichter konsultiert werden, damit dieser angeben kann, welche Informationen er mindestens benötigt, damit er prüfen kann, ob die rechtlichen Voraussetzungen für Maßnahmen des Kinderschutzes geschaffen werden können.
- Beim Aufdeckungsgespräch sollte der Rechtsanwalt anwesend sein, in jedem Fall aber, wenn eine Rechtsintervention geplant ist. In jedem Fall sollte das Aufdeckungsgespräch mit Video aufgenommen werden, so daß im Anschluß daran in Ruhe geprüft werden kann, *ob das vorliegende Material ausreicht* bzw. für welche Maßnahmen. Wenn der Rechtsanwalt während des Aufdeckungsgesprächs nicht anwesend sein kann, sollte er zumindest mit der Helfergruppe das Video durcharbeiten. Vor einer Anzeige sollte dann auch der Rechtsanwalt noch einen Kollegen konsultieren.
- Im Zweifelsfall sollte auf eine Anzeige verzichtet werden, auch wenn *kein* Zweifel daran besteht, daß die Mißhandlung tatsächlich stattgefunden hat.

Das Aufdeckungsgespräch ist dann keineswegs nutzlos!:

- Wenn der Mißhandler nicht mit dem mißhandelten Kind unter einem Dach lebt, wird die Aufdeckung auch ohne Rechtsverfahren ausreichen, um das Kind vor weiterer Mißhandlung zu schützen!
- Lebt er aber mit dem Kind zusammen oder handelt es sich sogar um den Vater, wird eine möglichst lückenlose Aufdeckung den Mißhandler wahrscheinlich dazu veranlassen, Kinderschutzmaßnahmen zuzustimmen – wenn man ihm

zugleich zusichert, in diesem Fall auf eine Anzeige zu verzichten. Selbst wenn er die Mißhandlung kategorisch und in größter Erregung und unter Verweis auf die Mißbrauchsdebatte ableugnet, wird er dennoch eher kooperieren, anstatt alle rechtlichen Mittel auszuschöpfen. Der Grund ist, daß trotz der sehr günstigen Rechtslage für Mißhandler, die bei Ausschöpfung aller Rechtsmittel auf einen positiven Prozeßausgang hoffen können, dennoch ihr Ruf sehr gefährdet ist. Erst ein Strafverfahren zwingt ihn dazu, alle Mittel auszuschöpfen, da unsere Rechts- und unsere Gesellschaftsordnung für verurteilte Mißhandler keinen Rück- und Ausweg vorsieht, selbst *wenn* sie ihre Taten bereuen und ernstlich gewillt sind, sich schmerzlichen Veränderungsprozessen auszusetzen.

In Anbetracht der aktuellen Situation könnte die Einbeziehung von Rechtsprofessionellen utopisch erscheinen. Warum eigentlich? Weil es bisher nicht üblich ist? Oder wegen der Kostenfrage? Letztere wird immer wieder als Erlaubnis genommen, entgegen besserem Wissen unvernünftig zu handeln – in diesem Fall also gegen die Interessen betroffener Kinder, aber auch ganz klar gegen die eigenen Interessen. Ich möchte das nicht gelten lassen. Im Kinderschutz sind sehr viele Personen ehrenamtlich tätig: Lehrer und Erzieher, aber auch Sozialarbeiter und Berater, die an Mißhandlungsfällen ja oft genug nicht nur während ihrer Dienstzeit arbeiten. Rechtsanwälte werden in diesem Zusammenhang in erster Linie als Gegner gesehen, abgesehen von einigen meist weiblichen Kollegen, die sich in Mißhandlungs- oder Vergewaltigungsprozessen als Nebenkläger engagieren. Aber woher weiß man eigentlich, ob mancher Rechtsanwalt, der für seinen Tätermandanten kämpft, nicht sehr gerne bereit wäre, sein Wissen und Können auch in den Dienst von Mißhandlungsopfern zu stellen? Ich fände es einen sehr spannenden Versuch, alle Rechtsanwälte in einer Stadt oder einem Landkreis anzuschreiben, auf die schwierige Rechtssituation in Mißhandlungsfällen hinzuweisen und sie darum zu bitten, sich gelegentlich ehrenamtlich für eine Konsultation oder für eine Fortbildung im Rahmen eines Arbeitskreises zur Verfügung zu stellen.

Um dies zum Abschluß zu bringen: Wenn der Lehrer seine Kollegen, professionelle Kinderschützer und einen professionellen Juristen nicht nur konsultiert, sondern mit diesen auch kooperiert,

- kann der Mißhandlungsverdacht geklärt werden,
- kann Einvernehmen über mögliche Kinderschutzmaßnahmen hergestellt werden, eventuell einschließlich Rechtsintervention,
- können ein Aufdeckungsgespräch und eine folgende Intervention geplant und eingeleitet werden, eventuell in Kooperation mit weiteren Rechtsinstitutionen,

und schließlich kann der Schutz des Kindes gesichert werden, sofern das in dem vorliegenden Fall überhaupt möglich ist. Oft wird man auch Einvernehmen erzielen, daß der Verdacht nicht geklärt oder das Kind nicht geschützt werden kann, und weitere Maßnahmen zurückstellen.

Wenn der Schutz des Kindes nicht gesichert werden kann, entfallen auch alle weiteren Maßnahmen. So ist es z.B. sinnlos, wenn das Jugendamt sich nicht in der Lage sieht, Maßnahmen des Kinderschutzes zu ergreifen, dann aber fordert, daß das Kind therapiert werden soll (z.B. damit seine Symptome zurückgehen oder offensichtliche Schädigungen kompensiert werden). Die einzig angemessene Reaktion auf solch ein Ansinnen ist Weigerung *mit Voraussage des wahrscheinlich negativen Ausgangs*. Darin liegt keine Schuldzuweisung, denn es kann ja ein Ergebnis der vorhergehenden Phase sein, daß eine erfolgversprechende Kinderschutzintervention gar nicht möglich ist. Genauso sinnlos ist es natürlich, eine Therapie zu beginnen, ohne dem Jugendamt einen ausreichenden Kinderschutz zu ermöglichen.

Konsultation steht im Mittelpunkt dieser Phase, und es geht nur um die *Vorbereitung* eventuell notwendiger Kinderschutzmaßnahmen. Übrigens sollte die Konsultation durchaus wechselseitig sein. Es wird selten erwähnt, daß auch Sozialarbeiter oder Diplomsozialpädagogen oder Diplompsychologen bei Erziehern oder Lehrern eine Menge lernen können – und zwar über Kinder.

12.4.4 Aufdeckungsgespräch und Einleitung einer Intervention

Auch wenn die Mißhandlung zweifelsfrei feststeht, darf ein Versuch zur Aufdeckung des Mißhandlungsgeheimnisses niemals unternommen werden, bevor nicht genug Fakten zusammen und ausreichend Vorarbeiten geleistet sind, um Kinderschutzmaßnahmen einzuleiten. Zumindest muß gewährleistet sein, daß das Kind nach einem fehlgeschlagenen Aufdekkungsversuch vor dem Täter geschützt werden kann. Andernfalls ist es besser, wenn die Mißhandlung (die ohnehin schon lange Zeit andauert) noch einige Zeit weitergeht, als daß das Kind nach einem fehlgeschlagenen Versuch dem Täter schutzlos ausgeliefert ist.

Das ist nicht Ihre Aufgabe, sondern die des Jugendamtes. Aber: Nicht alle Mitarbeiter des Jugendamtes sind für diese Aufgabe ausgebildet. In vielen Fällen werden Ihre anderen Konsultationspartner bereits über geeignete Kontakte verfügen. Andernfalls müssen Sie das zuständige Jugendamt anonym konsultieren, bis Sie überzeugt sind, daß Sie auf eine Person gestoßen sind, die der Aufgabe der Aufdeckung und Sicherung des Kindes wirklich gewachsen ist. Bis dahin dürfen Sie den Namen des Kindes nicht weitergeben. *Wenn Sie niemanden finden, müssen Sie eventuell ertragen, daß das Kind weiter mißhandelt wird und von Ihnen schwer enttäuscht ist.* Aber das ist immer noch besser als eine dilettantische Aufdeckung, bei der der Kinderschutz nicht gesichert werden kann. Wieder gilt:

- *Sie sind mitverantwortlich dafür, daß es sich um Profis handelt, die dieser Aufgabe gewachsen sind, denn besser, alles bleibt wie es ist, als daß unqualifiziert eingegriffen wird!*

Auch die Leitung des Aufdeckungsgesprächs gehört nicht zu den Aufgaben des Lehrers. Das Aufdeckungsgespräch wird von einem Ihrer Konsultationspartner aus einer Beratungsstelle oder einer VertreterIn des Jugendamtes geführt. Ein Vertreter des Jugendamtes muß bei diesem Gespräch *in jedem Fall* anwesend sein, da nur das Jugendamt Maßnahmen des Kinder-/Jugendschutzes einleiten kann. Ein Rechtsanwalt *sollte* anwesend sein oder zumindest einbegezogen werden.[93]

Generell gilt: Im Vorfeld der Intervention bis zur Aufdekkung hat man viel Zeit; gegebenenfalls Tage, Wochen oder Monate. Dann aber muß alles sofort geschehen und entsprechend gut und vollständig vorbereitet sein; denn andernfalls induziert man die Verleugnung der sexuellen Mißhandlung mit allen schweren Nachteilen für das Kind. Idealtypisch erfolgt die Aufdeckung in folgenden Schritten, was um so wichtiger ist, je näher der Mißhandler und das Kind einander stehen. Handelt es sich um den Vater des Kindes, sollte die Abfolge in jedem Fall eingehalten werden:

1) Alle beteiligten Professionellen und die Vertrauensperson des Kindes treffen sich zu einer Planungssitzung, *bevor* mit dem Kind geredet wird, und koordinieren ihren Einsatz. Auf diesem Treffen müssen folgende Fragen beantwortet werden:
   - Wann und wo finden die Gespräche statt? Allgemeine Organisationsfragen, Videoaufnahme, Mitschau über Einwegscheibe oder Monitor.
   - Wer spricht mit dem Kind?
   - Wer spricht mit der Mutter (bzw. wichtigsten Bezugsperson des Kindes)?
   - Wer spricht mit dem Mißhandler?
   - Sofern es sich um einen Täter handelt, der mit dem Kind in der gleichen Wohnung lebt: Wo kann das Kind unterkommen, wenn der Täter die Mißhandlung leugnet?

---

93 Vgl. dazu S. 173ff.

- Wann kann die Videoaufnahme vom Helferteam ausgewertet werden?

2) Wenn das Kind in der Schule ist, wird die Mutter[94] angerufen. Sie soll kommen; keine Information übers Telefon!

3) Wenn die Mutter dann in der Schule ist, wird ihr mitgeteilt, was das Kind gesagt hat, wie es sich verhalten hat, woraus wir keine andere Schlußfolgerung ziehen können, als daß das Kind (sexuell) mißhandelt wird. Gegebenenfalls die Mutter um Erlaubnis zu einem Gespräch mit dem Kind bitten (es kommt praktisch nie vor, daß diese Erlaubnis versagt wird).

4) Da die Mutter nicht selbst die Vertrauensperson des Kindes ist, kann sie bei dem Aufdeckungsinterview nicht anwesend sein; denn die Mutter ist dermaßen aufgeregt, daß sie dem Kind unbewußte Botschaften übermittelt, nicht darüber zu reden. Das Kind schweigt dann, um die Mutter zu schützen.
   - Andererseits *muß* sie dabeisein, denn sonst glaubt sie es nicht!
   - Als Lösung bietet sich ein Fernsehgerät an, das an die stationäre Videokamera angeschlossen wird. Wenn eine Schule darüber nicht verfügt, genügt auch ein privater Camcorder (auf Stativ). Eine Einwegscheibe, hinter der die Mutter sitzt, würde natürlich eine professionellere Lösung darstellen!
   - In jedem Fall muß während des Gesprächs jemand bei ihr sein!

5) Am Ende des Aufdeckungsgesprächs mit dem Kind müssen Mutter und Kind kurz zusammen in einen Raum gebracht werden; denn es reicht nicht, daß die Mutter um die sexuelle Mißhandlung weiß: Das Kind muß wissen, daß die Mutter es weiß!! Sonst wird sich das Kind weiterhin aus

---

94 Mit »Mutter« ist hier immer die zentrale Bezugsperson des Kindes bzw. ein nicht mißhandelnder Elternteil gemeint.

Loyalität (zur Mutter oder zum Mißhandler) oder aus Angst nicht erlauben zu reden. Wenn die Mutter ohne diese Konfrontation mit dem Kind nach Hause geschickt wird, verschwindet die Aufdeckung in der sekundären Verleugnung.
Dieses Gespräch wird »Übergabebesprechung« genannt, weil das, was das Kind der aufdeckenden Person gesagt hat, an die Mutter übergeben wird.

6) *Am selben Tag* muß der Mißhandler konfrontiert werden! Selbst dessen Eingeständnis ist ein interaktioneller Prozeß!! Je besser die beteiligten Personen vorbereitet sind und je mehr sie einander unterstützen, um so höher ist die Aufdeckungsrate bei den Mißhandlern.
7) Sofern es sich um einen Täter handelt, der mit dem Kind in der gleichen Wohnung lebt, negativ-idealtypisch wenn es sich um den Vater des Kindes handelt, ist letzter Schritt der Aufdeckung ein Familientreffen (nicht Familientherapie) als realitätsschaffendes Treffen.
   - »Einmal im Leben wollte ich meinen Vater/Bruder/Onkel fragen: Warum hast du das getan?« »Einmal im Leben wollte ich meine Mutter fragen: Wo warst du? Warum hast du nichts gesehen und gehört?« Das ist wie gestern, 20, 30, 40 Jahre nach der Mißhandlung.
   - Die sexuelle Mißhandlung war jahrelang eine Nichtrealität in der Mißhandlungsfamilie, und die Gefahr, daß diese Realität in der sekundären Verleugnung verschwindet, ist sehr groß. Auf dieses Treffen, auf dem unter Zeugen über die sexuelle Mißhandlung gesprochen wird, und von dem eventuell eine Tonband- oder Videoaufzeichnung existiert, kann man sich später immer wieder beziehen.
   - Wenn der Mann die Mißhandlung anderweitig zugegeben hat (z.B. auf der Polizeistation), kann man das Kind und die Mutter hinholen und ihn auffordern: »Können Sie noch mal sagen, was Sie dem Polizisten eben gesagt haben.«

- Dieses Familientreffen ist das erste Mal, daß das Kind Realität als Realität wahrnehmen darf. Das gibt ihm überhaupt erst die Erlaubnis, von Therapie Gebrauch zu machen.

Allgemeines Ziel der Intervention, das jedoch selten so vollständig erreicht wird, ist, daß

- der Mißhandler die Mißhandlung zugibt und annehmen kann, daß er tatsächlich so etwas getan hat. Erst dann existieren die Voraussetzungen zu einer Reintegration seiner Suchtpersönlichkeit;
- nicht mißhandelnde Bezugspersonen um die Mißhandlung *wissen* und diese wirklich *glauben*;
- das sexuell mißhandelte Kind die Mißhandlung aufdeckt und dann integriert.

Bei innerfamiliärer Mißhandlung ist die Gefahr sekundärer Verleugnung weiterhin sehr groß. Wenn der nicht mißhandelnde Elternteil (meist die Mutter) erkennt, daß Mißhandlung stattgefunden hat, heißt das nicht, daß er das wirklich glaubt; eventuell noch nach Jahren.

In den meisten Fällen findet dieses Familientreffen erst viel später statt, z.B. im Verlauf einer Therapie bzw. der verschiedenen Therapien aller Beteiligten. Auch ist vielfach der Mißhandler nicht anwesend, und sein Stuhl bleibt leer.

12.5 Rechtsintervention als Unterstützung oder Voraussetzung einer therapeutischen Intervention

Sexuelle Mißhandlung wird relativ selten angezeigt. Wenn doch, kommt es nach neueren Untersuchungen nur in ca. 10% der Fälle zur Verurteilung des Mißhandlers. In anderen Rechtsfällen würde das dennoch abschreckend wirken und damit einen Rückgang des kriminellen Verhaltens bedeuten können. Im Fall sexueller Mißhandlung ist das leider gerade umgekehrt. Da sexuelle Mißhandlung auch ein Syndrom von Sucht ist und da der Mißhandler die Niederschlagung des Verfahrens als eine Art Freibrief für weitere Mißhandlungen interpretiert, geht die Mißhandlung in diesen Fällen häufig sogar verstärkt weiter. Für das mißhandelte Kind gibt es dann auch kaum noch Hoffnung auf Besserung seiner Lage, da es nun offiziell als Lügner und Verleumder dasteht.

Da die Meinung vorherrscht, daß Anzeigen wegen sexueller Mißhandlung selten unbegründet sind, da aber wegen der äußersten Uneinigkeit der Gutachter über die Bedeutung von Indizien für sexuelle Mißhandlung und die Bewertung von Kinderaussagen ein *zweifelsfreier* Beweis im strafrechtlichen Sinne nur selten geführt werden kann (vgl. S. 187ff.), führt demnach eine Anzeige von vornherein in neun von zehn Fällen zu Verschlechterungen für das Kind. Daß es in dem zehnten Fall, in dem eine Verurteilung erfolgt, wirklich zur Verbesserung kommt, ist auch nicht gesagt. Denn vielleicht kommt das Kind in ein Heim, in dem es weiter mißhandelt wird, oder in eine inkompetente Pflegefamilie. Diese klare Erkenntnis hat dazu geführt, daß in Deutschland viele Institutionen des Kinderschutzes konsequent auf eine Anzeige verzichten, außer vielleicht bei Vorliegen klarer materieller Beweise (vgl. S. 122 und S. 148f.). Oder eine Anzeige erfolgt erst, wenn das erwachsene Opfer sich z.B. im Rahmen einer Therapie mit den traumatisierenden Erfahrungen seiner Kindheit auseinandersetzt; dann mehr aus Gründen der Psychohygiene oder um nachfolgende jüngere Geschwister oder Enkel zu schützen.

Diese Situation ist auf eine Eigenheit des deutschen Rechtssystems zurückzuführen, daß die Polizei und die Staatsanwaltschaft nach einer Anzeige im Fall von Offizialdelikten, und dazu zählt die sexuelle Mißhandlung, ermitteln *müssen*. Der Mißhandler, dessen Existenz auf dem Spiel steht, ist dann praktisch gezwungen, sich mit allen Mitteln zur Wehr zu setzen. Denn das Ergebnis der Ermittlungen kann nur sein, daß er ins Gefängnis geht und damit ein für alle Mal seine bürgerliche Existenz einbüßt oder daß alles im Sande verläuft. D.h., das deutsche Rechtssystem sieht als Reaktion auf eine sexuelle Mißhandlung ausschließlich die *primäre Strafintervention* vor. Vor allem wenn es um innerfamiliäre sexuelle Mißhandlung geht, ist das sehr problematisch:

- Die Mißhandlung wird dann vor allem (monokausal, monopersonal, linear) als Rechtsbruch interpretiert.
- Der Mißhandler ist der schuldige Teil, und die anderen Familienmitglieder haben mit der Mißhandlung nichts zu tun.
- Mit der Entfernung des Täters aus der Familie und gegebenenfalls seiner Bestrafung ist die Auseinandersetzung mit der Mißhandlung abgeschlossen.
- Verdeckt bleiben in diesem Fall wichtige Aspekte der Familiendynamik, z.B. die *Loyalität* zwischen Mißhandler und nicht mißhandelndem Elternteil (bzw. dem mißhandelten Kind bzw. den nicht mißhandelten Kindern), aber auch die *Rivalität* zwischen nicht mißhandelndem Elternteil und Kind (bzw. das Gefühl des Kindes, im Stich gelassen worden zu sein). Bleibt es dabei, sind die positiven Aspekte der Beziehung mit dem Mißhandler sowie die negativen Aspekte der Beziehungen der übrigen Familienmitglieder untereinander der Therapie oder Behandlung nicht zugänglich.

Die primäre Behandlung der sexuellen Mißhandlung als Straftat verhindert oder erschwert also die spätere Aufarbeitung des Geschehens und eventuell die Therapie mit einzelnen Familienmitgliedern, sofern diese erforderlich sein sollte!

Das müßte nicht so sein! Im englischen und im amerikanischen, aber z.B. auch im niederländischen Rechtssystem gibt es die Möglichkeit sinnvoller Absprachen schon während der Ermittlung oder nach dem Gerichtsverfahren. Es ist dann z.B. möglich, daß die Ermittlung ruht, wenn der Mißhandler seinen guten Willen durch den Auszug aus der gemeinsamen Wohnung zeigt und einwilligt, sich einer Therapie zu unterziehen. Über seinem Haupt schwebt dann das Damoklesschwert, daß die Ermittlung wieder aufgenommen wird, wenn seine Fortschritte in der Therapie nicht ausreichend sind. Es ist auch möglich, daß sehr lange Gefängnisstrafen zur Bewährung ganz oder fast ganz ausgesetzt werden, mit ähnlichen Auflagen.

Wenn die Strafe nicht mehr im Vordergrund steht, wird die *primäre Strafintervention* zur *primären Rechtsintervention*. Diese ist häufig eine notwendige Voraussetzung für die Therapie von Mißhandlern und damit eventuell ein notwendiger Schritt auf dem Weg zu einer *therapeutischen Intervention*.

- Eine Therapie des Mißhandlers wird nur Erfolg haben, wenn dieser nicht (nur) als »verrückt« gilt, sondern (auch) als kriminell, d.h. die Verantwortung für die Mißhandlung übernehmen kann. Die Rechtsintervention und eventuell eine angemessene Strafintervention behandeln den Mißhandler als verantwortlichen Erwachsenen.
- Der Charakter von sexueller Mißhandlung als Syndrom von Sucht fordert, daß Prinzipien der Suchtintervention Verwendung finden. Das ist aber erschwert, da der Leidensdruck von Sexualtätern grundsätzlich gering ist. Die Rechtsprozesse können dann als Ersatzstruktur für den therapeutischen Kontext genutzt werden.
- Oft wird argumentiert, daß eine gerichtsverordnete Therapie nicht funktioniert, weil sie nicht freiwillig ist. Dann kommt der Mißhandler oder z.B. der Drogensüchtige und »wärmt den Stuhl«. Das wird um so deutlicher, je näher der Fristablauf kommt. Dagegen gerät der Therapeut (der garantieren soll, daß der Mißhandler nicht weiter mißhandeln wird) immer stärker unter Druck. Inzwischen ist deutlich, daß diese Argumentation so nicht zutreffend sein muß. Vielmehr kann *Freiwilligkeit* durch die *Wahlmöglichkeit* des Klienten ersetzt werden: Wenn die Eröffnung eines Verfahrens oder die Bewährung nicht von der Zeitdauer der Behandlung, sondern von erkennbaren Fortschritten in der Therapie abhängig gemacht wird, steht der Mißhandler vor der Alternative einer langen Gefängnisstrafe oder aktiver Mitarbeit in der Therapie. Die Therapieziele müssen

glasklar abgesprochen werden, z.B: »Diese und jene Handlung nicht mehr tun« (wobei es um Handlungen im Vorfeld der Mißhandlung oder um Mißhandlungen selbst geht). Diese Absprachen zusammen mit der Beurteilung der erzielten Behandlungsfortschritte ersetzen die Freiwilligkeit.

- Wenn eine Rechtsintervention sinnvoll stattfindet, kann sie aber nicht nur für eine eventuelle Therapie des Mißhandlers eine sehr wichtige Funktion haben, sondern auch für das Kind und den nicht mißhandelnden Elternteil. Die Mißhandlung wird dadurch ja sozusagen rechtsnotorisch und kann von niemandem mehr ernsthaft bezweifelt werden. Das heißt, auch wenn es später wieder zur Verleugnung der Mißhandlung kommt, was sehr häufig vorkommt, wissen alle, daß die Mißhandlung wirklich geschehen ist und daß die Verleugnung nur aus großer innerer Not geschieht. Praktisch bekommen mißhandelte Kinder auf diese Weise eine dauerhafte Erlaubnis, von Therapie oder sonstiger Hilfe Gebrauch zu machen, und auch der nicht mißhandelnde Elternteil kann seinem Kind ohne Solidaritätskonflikte mit dem Mißhandler gestatten, an der Therapie oder an Hilfsangeboten, z.B. Gruppen, teilzunehmen.

Nun kennen nachdenkliche Kriminalpolizisten und Staatsanwälte und Richter heute den Unterschied zwischen einer primären Strafintervention und einer primären Rechtsintervention, und es gibt wohl einige Polizisten und Juristen, die das deutsche Rechtssystem in Zusammenarbeit mit Institutionen des Kinderschutzes und dem Jugendamt unterlaufen und die versuchen, eine primäre Rechtsintervention in Gang zu setzen.

Ob Sie dort, wo Sie tätig sind, in einiger Zeit mit der örtlichen Kriminalpolizei kooperieren werden, wenn Ihnen wieder ein Fall sexueller Mißhandlung zu Ohren kommt, sollte von den Informationen abhängen, die Sie in anonymer Konsultation mit Ihrer zuständigen Kriminalpolizei erhalten. Die Frage, die Sie im Vorfeld klären müssen, lautet: Sieht man dort die Möglichkeit, die Strafintervention als Rechtsintervention zu nutzen? Wie sieht die Zusammenarbeit mit der Staatsanwaltschaft aus? Mit welchen Institutionen des Kinderschutzes arbeitet man dort zusammen? Das wäre dann eventuell die Institution Ihrer Wahl, natürlich auch erst nach einer entsprechenden Konsultation. Wenn es an Ihrem Ort solch ein eingespieltes Team gibt, geht es ja nur noch darum, das in der örtlichen Kollegenschaft bekanntzumachen. Ich denke, daß das dann hervorragende Möglichkeiten des Kinderschutzes sind. Leider gibt es in Deutschland aber bislang nur wenige Städte und Landkreise, in denen das der Fall ist.

Eine mögliche Lösung dieses Problems, die in Deutschland auf absehbare Zeit reine *Utopie* ist und hier nur als Diskussionsbeitrag eingefügt werden soll, wäre z.B., wenn bei Verdacht auf Mißhandlung (jeglicher Art) grundsätzlich keine Anzeige mehr erstattet werden kann, dafür der Fall einem darauf spezialisierten Richter vorgetragen wird, der allein das Recht hat, mit dem Kind über den Verdacht zu sprechen. Das müßte jeweils vor der Videokamera mit Zeugen hinter der Einwegscheibe geschehen. Solche Gespräche könnten eventuell öfter stattfinden, wobei der Richter Personen aus der Umwelt des Kindes eventuell Beobachtungsaufträge und vor allem auch Verhaltensmaßregeln erteilen kann.

- Nur dieser Richter hätte dann das Recht, Anzeige zu erstatten sowie gegebenenfalls davon abzusehen, wenn der Verdächtige bestimmte Auflagen erfüllt.
- Falls es dann doch zu einem Gerichtsverfahren kommt, wird das Kind nicht mehr befragt, sondern nur dieser Richter, der vor Gericht an Stelle des Kindes aussagt, sowie die Zeugen. Die Videoaufzeichnung könnte dabei als Gedächtnisstütze dienen.
- Hielte er die Aussagen des Kindes und von Erwachsenen sowie die Verhaltensauffälligkeiten des Kindes für strafrechtlich nicht relevant, sähe das Wohl des Kindes aber dennoch gefährdet, könnte er Kinderschutzmaßnahmen einleiten.

12.6 Der (angebliche) Mißbrauch mit dem Mißbrauch: Recht gegen Kinderschutz

Einerseits wird, wenn es um sexuelle Mißhandlung von Kindern geht, oft nach dem Gesetzgeber gerufen – andererseits steht gerade dieser vor einem fast unauflöslichen Dilemma:

- Der Staat *soll* den Schutz von Kindern vor sexueller Mißhandlung gewährleisten und *muß* dabei rechtsstaatliche Normen wahren.
- Gerade wegen des massenhaften Vorkommens sexueller Mißhandlung kann diese von unerfahrenen »Professionellen« zur Profilierung genutzt werden, was schlimmstenfalls zum Rufmord an fälschlich Verdächtigten und zu vorurteilsvollen oder gar jeder Rechtsstaatlichkeit Hohn sprechenden Strafverfahren führen kann.
- In Kenntnis solcher Vorfälle versuchen dann wiederum darauf spezialisierte Juristen, *jeden Fall* sexueller Mißhandlung so darzustellen, als handele es sich um einen solchen Fall von Rufmord, was schlimmstenfalls zur psychischen Vernichtung von Kindern führt, die ihrem Mißhandler eventuell sogar wieder zugestellt werden.
- So geraten Kinderschutz und Rechtsstaatlichkeit in einen unauflöslichen Konflikt.

Wenn ein kleines Kind sexuell mißhandelt wird und wenn weder körperliche Verletzungen vorliegen noch materielle Zeichen (z.B. Spermareste) bzw. Zeugen vorhanden sind, kann die Mißhandlung nur aus verbalen oder nichtverbalen Verhaltensweisen des Kindes erschlossen werden. Dann steht gewöhnlich Aussage gegen Aussage. Selbst wenn ein erfahrenes Gericht und unvoreingenommene Gutachter *auch* glauben, daß Kinder in dieser besonderen Situation selten lügen (vgl. ab S. 163), sofern sie nicht von Erwachsenen in deren Interesse manipuliert werden, wird immer die Frage im Raum stehen, ob solche Manipulation nicht doch stattgefunden hat.

Fastie[95] hat zahlreiche Mißbrauchsprozesse beobachtet und ihre Erfahrungen kürzlich in dem Buch »Zeuginnen der Anklage« veröffentlicht. Demnach liegen zwei bis fünf Jahre zwischen Verdacht und Abschluß des Verfahren. Und das Problem besteht darin, daß ein kleines, zum Schweigen verpflichtetes und verängstigtes Kind eben nicht von sich aus, ohne Ermutigung und Unterstützung durch einen Erwachsenen, zu einem Richter gehen und dort eine klare, in sich widerspruchsfreie und geordnete Aussage machen kann, die es dann bei Bedarf über einen Zeitraum von bis zu fünf Jahren möglichst jederzeit und im Wortlaut wiederholt. Statt dessen hat es große Angst davor, sein Schweigen zu brechen, und gewöhnlich benötigt es die verständnisvolle Hilfe eines Erwachsenen, der es nicht nur ständig ermutigt, sondern ihm auch die Angst nimmt, damit es sein Mißbrauchsgeheimnis erst bruchstückweise und dann vielleicht auch zusammenhängend lüften kann. Dabei ist es immer noch wahrscheinlich, daß es besonders peinliche Details (Details, die *ihm* besonders peinlich sind!) ausspart oder sogar ganz anders erzählt – was ihm dann als Lüge vorgehalten werden kann. Wenn es sein Mißbrauchsgeheimnis dann tatsächlich auf diese Weise gelüftet hat, liegt der Vorwurf auf der Hand, daß gerade die verständnisvolle Unterstützung die verfälschende Manipulation darstellt, durch die die Aussage des Kindes völlig entwertet wird.

Der Lehrer, als Vertrauensperson des Kindes, steht dann vor dem Dilemma, daß er selbst und alle am Aufdekkungsgespräch beteiligten Professionellen davon überzeugt sind, daß ein vernünftiger Zweifel an der sexuellen Mißhandlung des Kindes nicht mehr möglich ist und *dennoch* ihre Erkenntnisse vor Gericht völlig wertlos sein werden – da sie nur in engem Kontakt zwischen dem Kind und helfenden Erwachsenen zustande kommen konnten.

Wie kann in diesem sensiblen Bereich die Verwischung der Spuren verhindert werden? Darum ging es in einer Reihe

---

95 Vgl. Fastie 1994.

spektakulärer Prozesse im In- und Ausland. Die Situation war jeweils ähnlich: Mitarbeiter/innen von Beratungsstellen hatten sich engagiert und teils in aufopfernder Arbeit gemeinsam mit Erziehern oder Lehrern um die Aufklärung von Verdachtsfällen bemüht. Im Prozeß ergab sich dann die unerträgliche Situation, daß tüchtige Professionelle bezüglich Kindererziehung, Sozialarbeit und Kinderpsychotherapie, die aber Amateure in der Aufklärung solcher komplizierten Verbrechen waren, von ausgebufften professionellen Juristen, Gutachtern und Prozeßberichterstattern als inkompetente Detektive entlarvt, vorgeführt und völlig lächerlich gemacht wurden. Die betroffenen Kinder wurden dabei, als Objekte dieses ungleichen Kampfes, in einer Weise durcheinandergebracht, daß sie wahrscheinlich nie mehr für sich selbst aufklären können, ob sie nun sexuell mißbraucht worden sind oder nicht – was allerdings angesichts der Rechtsprozedur, der sie unterworfen wurden, ohnehin nur noch von sekundärer Bedeutung ist.

Ich kann nur an alle Professionellen appellieren: »Unterliegen Sie nicht der Versuchung, sexuelle oder sonstige Kindesmißhandlung ohne Konsultation kompetenter Professioneller selbst aufzuklären. Wenn an Ihrem Verdacht etwas dran ist, wird es Ihnen dann genauso ergehen wie in den spektakulären Prozessen – günstigstenfalls werden Sie später bewegende Geschichten erzählen können.« Ich meine, daß vor allem Lehrer in Gefahr sind, sich zu überschätzen. Die Allmachtphantasie, im Grunde alles zu können, die Vorurteilsvollen aufzuklären, die Unbegabten zu begaben, die Deprivierten zu fördern, die Behinderten zu integrieren, die interkulturelle Gemeinschaft von Einheimischen und Immigranten zu initiieren, die Aggressiven zu besänftigen und gegebenenfalls eben auch Detektivarbeit zu leisten, ist berufsbedingt, da vor allem kleine Kinder sie so sehen wollen.

Wer ist kompetent? Nun – selbstverständlich die Angehörigen genau der Berufsgruppen, die aus den spektakulären Prozessen als Sieger hervorgegangen sind, also rechtskundige Professionelle einschließlich Polizei. Letztere soll hier nur am

Rande erwähnt werden, da sie wegen des Ermittlungszwangs anonym konsultiert werden muß und demnach nur für konkrete Fragen zur Verfügung steht.[96] Aus diesem Grund sollte auf Rechtsanwälte als Konsultationspartner auf keinen Fall verzichtet werden[97], vor allem, wenn diese bereits als Nebenkläger in Mißhandlungsprozessen und/oder in Vergewaltigungsprozessen erfahren sind.

12.7 Zusammenfassung und Grundsätze

- Wenn Ihnen plötzlich der Verdacht kommt – nichts tun! Hinsetzen und ruhig überlegen. Nicht handeln, bevor nicht alle Möglichkeiten bedacht sind (vgl. S. 163).
- Vor dem Aufdeckungsgespräch darf niemals mit einem Familienangehörigen (oder mit dem Kind!) über den Verdacht gesprochen werden (vgl. S. 165).
- Bevor die Professionalität der anderen Professionellen nicht ausreichend bekannt ist, dürfen und müssen andere Professionelle anonym konsultiert werden (vgl. S. 172).
- Die Kriminalpolizei sollte nur einbezogen werden, wenn klare materielle Beweise vorliegen (vgl. S. 172f.) oder wenn Absprachen möglich sind. Das muß in anonymer Konsultation vorgeklärt werden!

Erstes Ziel ist die Überführung des ersten vagen Verdachts in einen mit Fakten belegten Verdacht 2. Ordnung. Dabei gibt es ein *Nacheinander* von Aufgaben:

- Am Anfang steht viel und *wechselseitige kollegiale Konsultation.*
  Schlüsselfunktion: Lehrer als Vertrauensperson des Kindes.
- Dann muß der Vorgang mit dem Jugendamt besprochen

96 Zu dieser Einschränkung vgl. S. 172f.
97 Vgl. dazu ab S. 173.

werden, unter Nennung des eigenen Namens jedoch nicht dem des Kindes. Ziel ist eine *Absprache mit dem Jugendamt* sowie eine *Beauftragung des Lehrers* durch das Jugendamt. *Schlüsselfunktion:* Mitarbeiter des Jugendamtes.

- Es folgt die *Konsultation mit spezialisierter Beratungsstelle*, möglichst in jedem Fall unter *Einbeziehung eines Rechtsanwalts.* *Schlüsselfunktion:* Mitarbeiter einer Beratungsstelle.
- Es geht dann zunächst um die *Klärung des Verdachts.* *Schlüsselfunktion:* Rechtsanwalt.

Diese Phase ist abgeschlossen, wenn Professionelle, die im Prinzip offen für das Problem sind, darin übereinstimmen, daß es sich um einen Verdacht handelt (vgl. S. 168).

Nächste Phase ist die Vorbereitung des Aufdeckungsgesprächs und gegebenenfalls einer Kinderschutzintervention:

- Erst wenn die Situation klar ist, werden ein Aufdeckungsgespräch und eventuell eine *Intervention geplant.*
- Zuerst vergewissern sich die professionellen Helfer, ob das Kind weitergehende Aktivitäten überhaupt wünscht und sie direkt oder indirekt damit beauftragt. *Schlüsselfunktion:* Kind.
- Spätestens dann ist das Jugendamt offen einzubeziehen, das von diesem Zeitpunkt an die Verantwortung für das weitere Vorgehen übernimmt. Die wechselseitige Konsultation und Kooperation sollte dennoch fortgeführt werden. Auch ein Rechtsanwalt sollte weiter beteiligt sein, der bereit ist, mit der Helferkonferenz den Videomitschnitt des Aufdeckungsgesprächs durchzuarbeiten. *Schlüsselfunktion:* Mitarbeiter des Jugendamtes.
- Dann werden *Maßnahmen des Kinderschutzes* vorbereitet, vor allem auch für den Fall, daß das Aufdeckungsgespräch ergebnislos abgebrochen werden muß. Die Helferkonferenz ist auch für den Zustand verantwortlich, in dem das Kind dann nach Hause geht (vgl. S. 177f.).

Schlüsselfunktion: Mitarbeiter *des Jugendamtes,* eventuell auch Richter oder Mitarbeiter einer aufnehmenden Einrichtung.

Erst wenn auf diese Weise wenigstens der Schutz des Kindes vor weiterer Mißhandlung gewährleistet werden kann, darf ein Aufdeckungsgespräch stattfinden. Danach werden Maßnahmen des Kinderschutzes eingeleitet und gegebenenfalls ambulante oder stationäre Therapiemaßnahmen.

Dabei gilt jeweils:
- Ohne ausreichende Konsultation kann der Verdacht nicht geklärt werden.
- Ohne ausreichende Klärung kann nicht aufgedeckt werden.
- Ohne Aufdeckung kann nicht interveniert werden.
- Ohne Intervention ist Kinderschutz nicht möglich.
- Ohne Kinderschutz ist Kinder- und Jugendlichenpsychotherapie nicht möglich.

Umgekehrt gilt natürlich, daß die Konsultation immer weitergehen sollte und daß die Kooperation der Professionellen so lange wie möglich fortgesetzt wird.

Wenn alle beteiligten Professionellen in der hier skizzierten Weise kooperieren, steigen nicht nur die Chancen des betroffenen Kindes! Vor allem wächst auch das gegenseitige Verständnis der beteiligten Professionellen,

- die sich dann nicht mehr an Aufgaben abarbeiten, denen sie gar nicht gewachsen sind,
- die erkennen können, ob eine mißglückte Aufdeckung bzw. Intervention unvermeidlich war oder z.B. durch zu geringe Konsultation oder Kooperation begünstigt wurde, und
- die sich dann vielleicht nicht mehr gegenseitig Schuldvorwürfe machen müssen.

Das wäre der Anfang eines nützlichen Lernprozesses!

Teil C

»Kindesmißhandlung« als Unterrichtsthema

13. Prävention durch Verhaltenstraining

13.1 Prävention – Grundsätzliche Überlegungen

Prävention heißt Vorbeugung. Eine Prävention, die diesen Namen verdient, müßte bei potentiellen Mißhandlern ansetzen und diese von der Mißhandlung abhalten. Dennoch kenne ich nur zwei Versuche zur *Prävention mit Erwachsenen*:

- Das sind zum einen »Anonyme Eltern«-Gruppen. Ähnlich wie »Anonyme Alkoholiker« treffen sich diese regelmäßig, um ihre Gewaltprobleme zu besprechen. Direkt auf die sexuelle Mißhandlung sind diese Gruppen nicht orientiert. Es erweist sich allerdings als sehr schwer, in einer großen Stadt wie Hannover auch nur eine einzige Anonyme Elterngruppe mit sechs oder sieben regelmäßigen Teilnehmern aufrechtzuerhalten.
- Der andere Versuch wurde vor einigen Jahren vom Deutschen Kinderschutzbund mit seiner *Anzeigenkampagne* »Pappis Liebe tut mir weh« unternommen. Feministisch orientierte Berater haben diese Anzeigen teilweise hart kritisiert, als sexistisch und nicht parteilich genug für das Kind, vor allem für Mädchen. Die abwägende Art dieser Kampagne hat aber nach einem Bericht, den der Kinderschutzbund vorgelegt hat, einige Mißhandler dazu ermutigt, sich um Hilfe an den Kinderschutzbund zu wenden.

Deutlich wird aber: Wenn es um Breitenwirkung geht, wird Prävention, die bei den Mißhandlern ansetzt, nichts ausrichten können.

Auch der nicht mißhandelnde Elternteil bzw. die Mutter wird zuweilen ermutigt, die Augen zu öffnen und gegen die Mißhandlung einzuschreiten. Viele Beratungsstellen haben Elternratgeber in Broschüren- oder Faltblattform mit dieser Zielsetzung herausgegeben. Man könnte sich, aus der Sicht von Lehrern, z.B. auch Elternarbeit mit diesem Ziel vorstellen. Die praktischen Erfolge in dieser Richtung sind aber ebenfalls zweifelhaft bis gering.

13.2 Prävention mit Kindern

Weil das so ist und um doch etwas zu tun, wenden sich viele Präventionsprojekte statt an den Mißhandler an mißhandelte oder gefährdete Kinder, d.h. Präventionsunterricht in der Schule oder im Kindergarten. Diesen werden Verhaltensmaßregeln (= Skills) beigebracht, wie sie sich in bestimmten Situationen oder bei Übergriffen verhalten sollen. Die Kinder sollen auf diese Weise lernen, sich selbst zu schützen. Das älteste und bei weitem verbreitetste Präventionsprojekt für Kinder ist das amerikanische CAPP[98] (Child Assault Prevention Project = Projekt zur Vorbeugung gegen An-/Übergriffe auf Kinder), das wurde im Jahr 1978 von einer Naueninitiative in Zusammenarbeit mit Sozialarbeitern entwickelt wurde und heute mit Hilfe von über 200 lokalen Gruppen durchgeführt. Im jeweiligen Einzugsbereich der Gruppen ist es flächendeckend, d.h., nahezu alle Kinder werden erreicht, bisher angeblich 20 Millionen Kinder. Die Teamer sind überwiegend engagierte Amateure, was bedeutet, daß die Inhalte und die Methoden des Projekts sehr genau vorgegeben werden müssen.

Das Projekt besteht aus je einem zweistündigen Workshop für die Lehrer der beteiligten Vor- bzw. Grundschulen und die Eltern der beteiligten Schulklassen. Es folgen drei ebenfalls ca. zweistündige Kinderworkshops, jeweils im Abstand von ca.

98 Cooper 1991.

zwei Jahren, in der Vorschule, am Anfang und am Ende der Grundschulzeit.

Das Kinderprojekt beginnt mit einem Gespräch über Rechte von Kindern, z.B. das Recht, »NEIN« zu sagen sowie sich zu wehren und zu schützen, wenn ihre Rechte übergangen werden. Es folgen drei Rollenspiele:

- Älteres Kind bedroht jüngeres Kind auf dem Schulweg und erpreßt auf diese Weise regelmäßig dessen Essensgeld.
- Fremder Mann behauptet, daß die Mutter des Kindes ins Krankenhaus eingeliefert werden mußte, und veranlaßt es so, in seinen Wagen einzusteigen.
- Ein Onkel will seine Nichte küssen, was dieser sehr unangenehm ist. Er belohnt sie dafür mit einem T-Shirt.

Jedes Rollenspiel wird dreimal durchgeführt:

- Zunächst von CAPP-Teamern, indem die bedrohliche Situation dargestellt wird. Es wird anschließend mit den Kindern darüber gesprochen, d.h., im wesentlichen nennen die Kinder ihre Gefühle während des Spiels und denken darüber nach, wie das Kind sich vielleicht zur Wehr setzen könnte.
- Danach spielen die CAPP-Teamer eine alternative Version des Rollenspiels, in der das Kind sich erfolgreich zur Wehr setzt. Darüber wird dann in ähnlicher Weise mit den Kindern gesprochen.
- Dann wird das Erfolgsspiel wiederholt, mit Kindern in den Rollen von unterstützenden Personen.

Es wird dann noch ein Lied gelernt: »Safe, strong, free«; Informationen über kommunale Hilfsangebote, Krisentelefon, Beratungslehrer und dergleichen runden das Kinderprojekt ab. Inwieweit das Kinderprojekt beim zweiten und dritten Durchlauf modifiziert wird, ist mir nicht bekannt.

Inzwischen existiert auch in Deutschland eine fast unübersehbare Fülle von Materialien, Planungshilfen und Kinder-

bzw. Bilderbüchern, aber auch Theaterstücken, Puppenspielen und Filmen mit dieser Zielsetzung. Die Materialien sind qualitativ alle sehr ähnlich, sehr gut gemeint und orientieren sich überwiegend an den Zielen und Prinzipien von CAPP. Ein Auswahlverzeichnis solcher Materialien befindet sich im Literaturverzeichnis unter der Überschrift »Medien und Texte für den Unterricht«; es kann Ihre Unterrichtsvorbereitung erleichtern. Vielfach wird das Material lose oder im Schnellhefter geliefert und kann als Kopiervorlage genutzt werden.

- Weitere Texte und Arbeitshilfen erscheinen ständig im: DONNA-VITA-Verlag, Postfach 5 – Post Husby, 24975 Maasbüll, FAX: 04634/1702, dessen Verlagsprospekt sich fast wie eine Literaturliste zu dieser Thematik liest.
- Neuerscheinungen sind zu erfragen bei: DRK – Deutsche Referenzbibliothek, z.H. Frau Marie-Rose Vorgrimler, Hüfferstraße 18, 48149 Münster, Tel.: 0251/41854-25, Fax 4185426.

13.3 Gefahren bei der Prävention mit Kindern

Sicher ist, daß es Erwachsene beruhigt, solche Materialien einzusetzen. Ob es Kindern hilft, ist aus guten Gründen umstritten:

- Druck wird auf die schwächste Stelle des Systems ausgeübt. Wenn der Mißhandlungszyklus (vgl. S. 84) erst einmal in Gang bzw. der »point of no return« überschritten ist, verfolgen sexuelle Mißhandler ihre Absichten oft mit erheblicher Energie. Wie jeder Süchtige sind sie vor Ablauf des Zyklus weder Argumenten noch moralischen Vorhaltungen zugänglich und können von überwindlichen Hindernissen nicht aufgehalten werden. Das Kind dagegen ist nicht nur die schwächste Stelle, sondern auch der *passive* Pol dieses Systems. Es ist ziemlich unwahrscheinlich, daß die Mißhandlung aus dieser Position aufgehalten werden kann.

- Präventive Auswirkungen auf Mißhandler sind nicht zu erwarten.

  Diese wären nur gegeben, wenn das Kind in der Situation sagen könnte: »Nimm die Hand weg!«, und dann stellte sich noch die Frage, wie beeindruckt ein sexuell erregter Mißhandler davon wäre. Faktisch kommen Kinder noch nicht mal zu dem ersten Punkt, und wenn, nehmen Mißhandler darauf keinerlei Rücksicht.

  Wir wissen ja, daß Mißhandlung häufig sehr früh geschieht; und daß z.B. ein drei- oder vierjähriges Kind in einer Geheimhaltungs- oder Bedrohungssituation *stop* sagt oder einen erwachsenen Mißhandler aufhalten kann, ist nahezu undenkbar! Uns Erwachsenen geht es ja schon so, daß uns im Augenblick großer Bedrohung nicht einfällt, was wir gelernt haben. Und jeder Lehrer weiß, daß man sein Wissen nur anwenden kann, wenn man genügend Gelegenheit zur Übung hatte.

  Dazu kommt: Pädophile Mißhandler sind gewöhnlich ungemein geschickt darin, wenn es darum geht, Loyalität und Bindung zu schaffen und dann für sich selbst auszunutzen, d.h., sie wissen, wie man jemanden verführt – bei innerfamiliärer Mißhandlung existiert die Loyalität sowieso.

- Dem Kind wird (indirekt) eine Mitschuld an der Mißhandlung gegeben.

  In der Realität kann sich das Kind gegen eine sexuelle oder sonstige Mißhandlung gewöhnlich weder wehren noch eine Vertrauensperson finden, noch aufdecken. In den Materialien, Kinderbüchern, Theaterstücken und dergleichen wird jedoch meistens angedeutet oder durch den Ausgang der Geschichte gezeigt, daß und wie ein Kind die Bedrohung erfolgreich abwehrt bzw. bald beendet.

  So wird suggeriert, daß ein Kind sich nur wehren muß bzw. jemanden finden, dem es sich anvertrauen und die Mißhandlung aufdecken kann. Wenn ihm das nicht gelingt bzw. bisher nicht gelungen ist (wenn ein Kind bereits seit längerer Zeit mißhandelt wurde), wird ihm damit indirekt zumindest eine Mitschuld an der Mißhandlung zugesprochen (wenn es sich nur ordentlich gewehrt hätte ...).

- Dem Kind wird Verantwortung für den eigenen Schutz gegeben.
  Ein Kind vor Übergriffen zu schützen ist eine Aufgabe der verantwortlichen Erwachsenen. Wenn Kinder die Präventionstexte so verstehen, daß sie sich selbst schützen sollten, und gleichzeitig erleben, daß sie sich nicht schützen können, geraten sie in eine ausweglose Situation.

- Das Risiko psychischer Störungen wird verstärkt.
  Wenn ein Kind schon mißhandelt wird, kann es *nicht*, was das Kind in dem Film oder Buch oder Theaterstück kann. Wir wollen dem Kind helfen, setzen mißhandelte Kinder aber noch stärker unter Druck. Das Kind denkt eventuell: »Was ist verkehrt an mir, daß ich nicht nein sagen bzw. aufdecken kann? Wahrscheinlich bin ich so schlecht.« Dann besteht die Gefahr, daß die schweren psychischen Störungen sich noch verstärken bis hin zur Erhöhung der latenten Suizidalität.

- Die Ambivalenzen und damit das reale Erleben mißhandelter Kinder werden ausgespart.
  In Präventionsmaterialien ist das Erleben der mißhandelten Kinder fast ausschließlich negativ; d.h., was ihnen widerfährt, ist durch und durch unangenehm. Die reale Ambivalenz, die das Geschehen für die meisten mißhandelten Kinder dermaßen verwirrend macht, bleibt völlig ausgespart. Tatsächlich *haßt* das Kind die feuchten Küsse, das Begrabbeln und die geforderte Verfügbarkeit, hat *Angst* vor den Schmerzen bei unsanften Berührungen, unvorsichtiger Penetration oder den Erstickungsgefühlen beim Oralverkehr – aber *freut sich* über die Geschenke, die freundlichen Worte (die es vielleicht nur in diesem Zusammenhang gibt), *genießt* seine scheinbare Wichtigkeit im Familiensystem und für den Mißhandler und erlebt möglicherweise sexuelle *Lust*.

Das ist übrigens keineswegs auf sexuelle Mißhandlung beschränkt. So wurde vor einigen Jahrzehnten, als pseudoerzieherische Prügelrituale mit Schlägen auf das Gesäß noch weit verbreitet waren, häufig über sexuelle Gefühle der Kinder während dieser Bestrafungsaktionen berichtet. Wenn ein mißhandeltes Kind nun solche positiven Empfindungen (vielleicht halb unbewußt) bei sich wahrnimmt, kann es nicht anders, als sich streng zu verurteilen und sich selbst für so schlecht zu halten, wie ihm vom dem mißhandelnden Erwachsenen ständig suggeriert wird.

Faßt man diese Kritik zusammen, ergibt sich für einen erheblichen Teil vorliegender Präventionsmaterialien, daß diese Texte und Bilder viel zu einfach gedacht sind!

- Ein sehr komplexes äußeres Geschehen wird auf ein einfaches Schwarzweißmuster vereinfacht.
- Komplizierte innere Vorgänge werden dermaßen reduziert, daß die positiven Anteile restlos abgespalten werden.
- Reale Handlungsmöglichkeiten kleiner Kinder bleiben weitgehend außer Betracht.

13.4 Hinweise für den Einsatz von Präventionsmaterial

Theoretische Erkenntnisse, die in einigen Begleittexten angedeutet werden, werden real vielfach nicht berücksichtigt:

- Obwohl besonderes Gewicht auf innerfamiliäre Mißhandlung gelegt wird, befassen sich die Texte mit Fremdtätern und raten dem Kind, sich an seine Eltern zu wenden.
- Obwohl vor sexueller Mißhandlung geschützt werden soll, kommt Sexualität in den Texten entweder gar nicht vor, oder sie wird in verschwommener und heimlichtuerischer Weise angedeutet.
- Obwohl die Sprachlosigkeit von Kindern und mangelnde sexuelle Aufklärung für wichtige Hindernisse für die Auf-

deckung gehalten werden, kommt in den Texten eine kindgerechte sexuelle Sprache gar nicht vor.

- Obwohl diese Texte dem Schutz der Kinder vor Mißhandlung dienen sollen, wird nicht erklärt oder gar gezeigt, wovor sich ein Kind in acht nehmen soll. Es wird dann z.B. geraten, NEIN zu sagen, wenn man unangenehme Empfindungen bekommt. Einen nützlichen und handfesten Rat folgender Art wird man in der gesamten Präventionsliteratur vergeblich suchen:

  - Wenn Dir jemand in die Hose oder unter den Rock greift, oder wenn jemand versucht, Deinen Penis oder Deine Scheide zu befühlen, versuche wegzurennen!
  - Ganz egal, was er sagt, und ganz egal, wer es ist, ob Du ihn kennst oder ob Du ihn nicht kennst, versuche wegzurennen!
  - Wenn Du das nicht schaffst oder wenn er Gewalt anwendet, hilft es nichts. Dann mußt Du es über Dich ergehen lassen.
  - Aber ob Du wegrennen kannst oder nicht, und egal, ob Du dem Mann versprochen hast, daß Du nichts verrätst, sprich hinterher darüber mit NN (= Person des Vertrauens, die für jedes Kind zu suchen ist).
  - Wenn Du dich nicht gleich traust, mit NN zu sprechen: Macht auch nichts! Aber nimm's Dir vor. Vielleicht schaffst Du es später.

  Usw. – je nachdem wovor das Kind gewarnt oder geschützt werden soll.

Dazu kommt noch, was hier nur angedeutet werden kann, daß die Materialien gewöhnlich einer »rein« sexuellen Mißhandlung vorbeugen möchten, während real Mischformen multipler Mißhandlung häufig vorkommen. Viele Kinder werden z.B. vernachlässigt und häufig körperlich und/oder psychisch mißhandelt und können diesem tristen Dasein kurzfristig entkommen, indem sie ihrem Mißhandler sexuell gefügig sind.

Es ist wohl deutlich geworden, daß Präventionsunterricht einer sorgfältigen didaktisch-methodischen Analyse bedarf und daß auch über den Einsatz von Präventionsmaterial sorgfältig nachgedacht werden muß, vor allem weil der Präventionsunterricht nicht nur unerwünschte, sondern sogar sehr schädliche Nebenwirkungen für gefährdete oder bereits mißhandelte Kinder haben kann. Die Analyse sollte bei den Zielen des Präventionsunterrichts ansetzen und vor allem die darin enthaltenen Ambivalenzen herausarbeiten. Zum Beispiel nennt Braun folgende Ziele eines präventiven Unterrichts:[99]

- Intuition – Maßstab für Mädchen und Jungen sind ihre eigenen Gefühle.
- Berührungen – Kinder lernen zwischen »guten« und »schlechten« sowie merkwürdigen Berührungen zu unterscheiden und letztere selbstbewußt abzuweisen.
- Nein sagen – Kinder dürfen und müssen in bestimmten Situation Grenzen ziehen und nein zu den Anforderungen Erwachsener sagen. Sie haben die Erlaubnis, nicht zu gehorchen und sich zu wehren.
- Geheimnisse – Kinder lernen, adäquate Geheimnisse wie zum Beispiel Überraschungen von schlechten, beängstigenden Geheimnissen zu unterscheiden.

In den Materialien wird jedes dieser Ziele auf einen einfachen Nenner gebracht, so daß es buchstäblich »kinderleicht« aussieht, sich daran zu orientieren. Wenn ein Lehrer aber nur einmal versucht, für sein erwachsenes Leben zu überprüfen, ob es ihm/ihr gelingt, sich an den eigenen Gefühlen zu orientieren, merkwürdige Berührungen selbstbewußt abzuweisen, in angemessener Weise NEIN zu den Anforderungen von Autoritätspersonen zu sagen und adäquate von schlechten Geheimnissen zu unterscheiden (wenn er selbst von einem tabuisierten oder verbotenen Verhalten betroffen bzw. daran beteiligt ist!), wird er das als ungemein schwierige Aufgabe erkennen.

---

99 Braun 1992, S. 16f.

Das halte ich für den Schlüssel eines verantwortungsvollen Präventionsunterrichts. Es kann nicht darum gehen, daß die Kinder NEIN sagen lernen und das Lied vom NEINsagen schmettern, mit dem Refrain[100]

> Ich ruf NEIN! Laß das sein!
> Ich ruf NEIN! NEIN! NEIN! NEIN!,

sondern daß sie erkennen,

- wie sich ein lediglich autoritärer und aufgeblasener Mensch von einer echten und verantwortungsvollen Autoritätsperson unterscheiden kann,
- wieviel Angst es macht, NEIN zu sagen, vor allem wenn man einem Menschen gegenübersteht, der sich autoritär gebärdet,
- wann es dennoch sinnvoll ist, zu gehorchen, anstatt sich zu wehren, und
- wie schwer es ist, die angemessenen Grenzen zu setzen.

Dann ist der Weg das Ziel, und es wird deutlich, daß es um Formen des Zusammenlebens geht, die jeder Mensch immer wieder neu für sich erarbeiten muß. Mit dieser Grundhaltung kann ein erfahrener Lehrer die genannten Gefahren vermeiden und die Materialsammlungen und Kinderbücher als nützliche Hilfsmittel in seinem Unterricht einsetzen.

---

100 A.a.O., S. 50.

14. Prävention vor sexueller Mißhandlung durch Sexualerziehung

Dies kann keine Abhandlung zur Sexualerziehung sein. Dennoch ist zumindest das Thema »sexuelle Mißhandlung« ohne eine unterstützende Sexualerziehung kaum aufzugreifen. Das heißt nicht, daß über sexuelle Mißhandlung im unmittelbaren Kontext einer Unterrichtseinheit zur Sexualerziehung unterrichtet werden sollte. Es könnte bei den Kindern sonst leicht das Mißverständnis aufkommen, daß Sexualität vor allem eine große Gefahr darstellt, vor der man sich beizeiten hüten muß.

Der beste Schutz gegen sexuelle Mißhandlung ist eine klare und unzweideutige Aufklärung. Das kleine Kind, das in dem Badewannenbeispiel (vgl. S. 32ff.) die Geschlechtsorgane seines Vaters kennengelernt und angesehen hat, wird nicht durch seine sexuelle Neugierde von einem Bekannten oder Verwandten dazu gebracht werden können, mit diesem ein sexuelles Geheimnis zu teilen. Das kleine Kind, das für die Geschlechtsorgane und für sexuelle Vorgänge Wörter kennt, *derentwegen es sich nicht schämt*, wird zu seiner Mutter oder seinem Vater gerannt kommen und sagen: »Der Onkel Sowieso hat seinen Pipi rausgeholt und steif gemacht«, oder wie immer der Sprachgebrauch in der Familie aussehen mag. Wenn das Kind so mit seinen Eltern sprechen kann, endet die sexuelle Mißhandlung in ihren ersten Anfängen. Und ein selbstbewußtes Kind wird dadurch wahrscheinlich keinen dauerhaften seelischen Schaden erleiden. Umgekehrt gilt: *Ohne Aufklärung über sexuelle Vorgänge und über die Sexualorgane ist eine Prävention vor sexueller Mißhandlung nicht möglich!*

Diese eindeutige Aufklärung ist grundsätzlich eine Aufgabe der Erziehung im Elternhaus oder durch die erwachsenen

Bezugspersonen des Kindes. Man kann wohl sagen: Je früher, desto besser. Eine zu frühe Sexualerziehung ist kaum vorstellbar. Zu den Peinlichkeiten der Sexualerziehung oder zu der völligen Sprachlosigkeit bei diesem Thema kommt es nicht etwa, weil die Kinder zu klein dafür sind, sondern weil sie schon so weit herangewachsen sind, daß die Eltern die Unbefangenheit gegenüber ihren Kindern verloren haben, und weil die Kinder die Befangenheit ihrer Eltern genau spüren.

Am besten ist es, wenn ein kleines Kind die Namen aller äußerlich sichtbaren Geschlechtsteile von Männern und Frauen schon in der Zeit des ersten Spracherwerbs, also etwa im zweiten Lebensjahr, erlernt. Wenn diese dann jeweils bei passender Gelegenheit genannt werden wie andere Körperteile, können die Eltern durch die Unbefangenheit ihres Kindes die eigene Befangenheit allmählich aufgeben, da die »Unschuld« des Kindes ja für jeden Menschen offen zutage liegt, d.h., das Kind hat ganz sicher keine Hintergedanken, wenn es die Geschlechtsteile erwähnt.

Ein großer Unsinn ist sowohl die Forderung, daß die Erwachsenen sich ihren Kindern gegenüber zwingen sollen, ihre »Verklemmungen« zu überwinden, wie auch die Befürchtung, daß durch solch eine offene Sexualerziehung die Sexualität profanisiert werden könnte. Als »Verklemmung« abgewertet wird die Scham, mit der wir unsere Intimsphäre schützen. Klare und eindeutige Aufklärung und Sexualerziehung der eigenen Kinder bedeutet *nicht*, daß die verantwortlichen Erwachsenen ihre persönlichen Grenzen oder ihr Schamgefühl überspielen bzw. die notwendige Intimität des Sexuellen aufgeben! Im Gegenteil kann sich in einer offenen und ehrlichen Atmosphäre, ohne verdrückte Halbwahrheiten, Andeutungen, Verschweigungen und Halbverschweigungen, ein feines Gespür für Grenzen und für Intimität entwickeln. Und der Profanisierung der Sexualität wird gerade vorgebeugt, da kleine Kinder während des ersten Spracherwerbs den sozialen Kontext der Sprache fast intuitiv erfassen. Sie lernen gleich mit, daß Geschlechtsteile und sexuelle Handlungen nicht öffentlich sind und daß eigene wie fremde Grenzen gewahrt werden müssen. Zur Wahrung eigener Grenzen und Intimität gehört aber gewiß nicht, daß man seinen Kindern wichtiges und gegebenenfalls sogar schützendes Wissen vorenthält!

Sobald das Kind beginnt, sich für Funktionen zu interessieren, also ca. ab dem vierten Lebensjahr, sollten auch die inneren sexuellen Vorgänge benannt werden. Spätestens dann müssen Kinder auch erfahren, daß Jungen und erwachsene Männer Erektionen haben, wie ein eregierter Penis aussieht und daß beim Geschlechtsverkehr und bei der Selbstbefriedigung Samen herausspritzt! (Alle Mystifizierung und alle Verwirrung, wenn Mißhandler kleinen Kindern ihren »manchmal lachenden und manchmal weinenden« Penis oder »Zauberstab« vorzeigen, aus dem manchmal »Milch« kommt, entfällt dann!)

Selbstverständlich müssen auch die Gefühle, die Erwachsene und Kinder bei der Sexualität haben, nicht nur in altersgemäßer Sprache benannt, sondern auch nachvollziehbar beschrieben werden. Ich vermag nicht einzusehen, warum kleinen wie großen Kindern die Kenntnis vorenthalten werden soll, daß ihre Eltern regelmäßig Geschlechtsverkehr haben und daß Geschlechtsverkehr Spaß machen kann (aber nicht zwangsläufig muß). Das hat nichts mit einer Verletzung der Intimsphäre zu tun, sondern ist ein notwendiges Wissen! Wenn ich meine Studenten frage, ob sie sich vorstellen können, daß ihre Eltern Geschlechtsverkehr miteinander haben, müssen die meisten lachen: Es erscheint ihnen als komische Vorstellung. Ich halte es für entwürdigend, wenn viele junge Menschen aus eigener Anschauung und aus Äußerungen ihrer Eltern, die vielleicht im »besten Erwachsenenalter« stehen, schließen, daß deren Sexualität seit Jahren erloschen ist.

Für zweifelhaft, sofern ein ehrlicher Umgang mit Kindern am Herzen liegt, und für gefährlich, wenn es um den Schutz von Kindern vor sexueller Mißhandlung geht, halte ich, wenn es im Zusammenhang mit dem Geschlechtsverkehr zu fast endlosen Abhandlungen über die gegenseitige Liebe der Eltern und die Zeugung von Kindern und einer allenfalls lapidaren Erwähnung von sexueller Lust kommt. Abgesehen davon, daß beim Geschlechtsverkehr nur in den seltensten Fällen Kinder gezeugt werden sollen, ist es keineswegs gesagt, daß nur Menschen Geschlechtsverkehr miteinander haben, die sich lieben. Und selbst wenn das der Fall ist, steht beim Geschlechtsverkehr die Liebe nicht unbedingt im Vordergrund. Daß die meisten Menschen (und wahrscheinlich auch die Eltern des Kindes) vor allem darum Geschlechtsverkehr haben, weil sie sexuelle Lust erleben wollen, ist demnach in jedem Fall eine wichtige Information. Von entscheidender Bedeutung ist sie jedoch im Zusammenhang mit sexueller Mißhandlung, weil andernfalls das Kind die sexuelle Mißhandlung für einen Ausdruck von Liebe halten muß!

Jedes Kind (ob Junge oder Mädchen) sollte möglichst früh folgende Informationen erhalten:

- Namen für Brust, Brustwarzen (-spitze), Schamhaar, Scheide, Schamlippen, Kitzler, Harnröhrenöffnung des Mädchens, Jungfernhaut, innere Scheidenöffnung; Penis, Eichel, Vorhaut, Hodensack, Hoden, Erektion; After.
- Die Sprache innerhalb der Familie oder Wohngemeinschaft sollte einheitlich sein; verschiedene Sprachebenen sind aber möglich (Sprachgebrauch innerhalb der Familie; gegenüber Freunden und Bekannten; beim Arzt).
- Beobachtung und Benennung der Gefühle bei vorsichtiger bzw. bei unvorsichtiger Berührung von Geschlechtsorganen, Erektion, Orgasmus, Samenerguß.
- Was Selbstbefriedigung ist und woran man sie bei Kindern/Erwachsenen erkennen kann; Gefühle bei der Selbstbefriedigung; was Geschlechtsverkehr ist, was dabei geschieht und welche Gefühle man dabei haben kann.
- Bei welcher Gelegenheit und unter welchen Umständen sexuelle Handlungen stattfinden können. Welche sexuellen Handlungen akzeptabel sind und welche nicht und welche Person bei welchen sexuellen Handlungen anwesend sein darf. Wer Geschlechtsteile anfassen darf (z.B. auch Arzt).

Das heißt: Wenn das Kind sprechen lernt, dann muß es nicht nur lernen »Das ist der Daumen, der schüttelt die Pflaumen«; »Das ist deine Nase«; »Das ist dein Bauchnabel«. Sondern es muß auch lernen: »Das ist deine ...« ... ja, und dann kommen die Eltern vielleicht schon ins Grübeln ... ist das deine Scheide oder deine Muschi oder deine Spalte oder ... ja, was ist das eigentlich? Die Eltern müssen also überlegen: Wie heißt dieser Teil des Körpers in unserer Familie? Es ist erstaunlich, wie viele verschiedene Ausdrücke für die Geschlechtskörperteile es gibt. In dem Buch von Bornemann »Sex im Volksmund«[101] werden buchstäblich Hunderte von Ausdrücken genannt, und das Buch ist noch nicht einmal vollständig![102] Niemand sollte sich seines Sexualwortschatzes schämen müssen – es handelt sich um einen Teil der Individualität.

Die intimen Körperteile sind für das Kind genau so natürlich wie alle anderen. Es untersucht diese Körperteile mit der gleichen Neugierde und Freude und, weil das angenehme Gefühle macht, vielleicht sogar mit besonderem Vergnügen. Das Kind wird den Eltern gerne bei hygienischen Vorrichtungen zusehen und sie dann auch auf ihre intimen Körperteile ansprechen. Es wird die Scheide seiner Mutter und den Penis seines Vaters sehen und anfassen wollen. Es wird staunen, daß der Vater keine Scheide und die Mutter keinen Penis hat. Das Gleiche gilt für die anderen Geschlechtskörperteile – für alle Körperteile, die man sehen und anfassen kann. Alle findet das Kind interessant, möchte sie untersuchen, und wenn es diese bei sich selbst entdeckt hat, auch bei seinen Eltern wiederfinden.

Nur: Kleine Kinder haben auch ein feines Gespür. Sie merken es bald, wenn die Eltern in Wirklichkeit alle diese interessanten Dinge verheimlichen wollen. Wenn die Mutter schnell in die Küche muß, nachdem der Bauchnabel dran war. Oder

---

101 Bornemann 1971.

102 In jeder Seminarsitzung zu diesem Thema tauchen noch »neue« Begriffe auf, z.B. der in Norddeutschland und bei meinen StudentInnen weitverbreitete »Schniedel« oder »Schniedelwurz« für den Penis oder der früher übliche »Hammer« für die Erektion.

wenn sie sagt: »Komm auf meinen Schoß«, wenn das Kind gerade seine Scheide berührt, oder wenn der Vater ärgerlich wird, wenn es nach seinem Glied fragt, usw. Bald weiß das Kind, über welche Körperteile die Eltern nicht reden wollen und welche Körperteile es nicht anfassen soll. Wenn es dann doch anfaßt, macht ihm das ein schlechtes Gewissen. Daher entsteht die peinliche oder gespannte Atmosphäre, sobald sich das Gespräch sexuellen Gegenständen nähert, und wahrscheinlich wird das Kind später mit seinen Eltern niemals mehr darüber reden wollen. Die Taktik des Verschweigens und des Ausweichens ist wahrscheinlich sogar wirkungsvoller als Verbote und Strafen. Verbote sind zumindest offen und auch klar erkennbar. Sie können auch zurückgenommen werden, indem von einem verantwortlichen Erwachsenen gesagt wird: »Du bist jetzt groß genug, um zu erfahren ...« Die durch Verschweigen und Ausweichen hervorgebrachte Peinlichkeit ist dagegen kaum aufhebbar und wird nur um so stärker, wenn die verpönten Gegenstände dennoch angesprochen werden.

Wenn die Eltern ihr Kind in dieser klaren und offenen Weise aufklären und mit ihm so deutlich und unmißverständlich über Sexualität reden, kann es kaum zum Opfer einer wiederholten sexuellen Mißhandlung durch die gleiche Person werden. Das gilt um so mehr, wenn ein Vater z.B. seine kleine Tochter direkt vor möglichen Formen sexueller Mißhandlung warnt, und zwar auch im Klartext, ohne Drumherumreden. Wenn er also sagt: »Hör mal, wenn dir ein großer Junge oder ein erwachsener Mann an die Muschi faßt, dann sagst du mir gleich Bescheid. Und wenn du seinen Pipi anfassen sollst, sagst du mir das auch« usw.

Selbst wenn man einem Kind vermittelt, welche Orte es zu bestimmten Zeiten meiden sollte und welche realen Gefahren dort existieren, ist ein Schutz vor unvorhersehbaren sexuellen Übergriffen oder vor Sexualverbrechen auch durch eine sorgfältige Aufklärung nur eingeschränkt möglich. Jedoch behalten Kinder aus Sprachlosigkeit oder aus Scham wegen des sexuellen Inhalts sehr häufig die negative und eventuell traumatisierende Erfahrung für sich, während sich ein aufgeklärtes Kind nach dem Übergriff an seine Bezugspersonen werden kann und dadurch die notwendige Unterstützung erhält.

Und weiter: Wenn in einer Familie Eltern und Kinder so deutlich und klar über Sexualität reden, wird es in dieser Familie niemals zum Inzest kommen, sondern schlimmstenfalls zu einem Kontrollverlust mit sexuellem Inhalt. Aber wenn danach über diesen Vorfall kommuniziert werden kann, bleibt er ein einmaliges Ereignis. Dauerhafte Nachteile für das Kind sind in diesem Fall wohl kaum zu befürchten (vgl. S. 34f.).

Erwachsene, die selbst diese Art von Aufklärung und Sexualerziehung nicht erlebt haben – das gilt für die große Mehrheit –, werden sich dieser Anforderung zunächst nicht gewachsen fühlen. Es ist nicht möglich, über die eigene Schamhaftigkeit zu verfügen, auch wenn klar erkannt wird, daß sie in diesem Fall nicht nur dysfunktional ist, sondern sogar schädlich für das Kind sein kann. Ich meine, daß der Ausweg aus diesem Dilemma nicht über Vorsätze oder eine Willensentscheidung von Erwachsenen führt, sondern über *konkrete* Bemühungen:

- In der Phase des frühen Spracherwerbs können kleinen Kindern von ihren Eltern die wichtigen Begriffe, soziale und auch Gefühlsinformationen erhalten, während diese im Kontakt mit ihnen ihre Unbefangenheit zurückgewinnen.
- Wenn die Kinder schon älter sind, bietet der Übergang in den Kindergarten eine zweite Chance für eine solche offene und hilfreiche Form der Aufklärung und der Sexualerziehung. Auch wenn das Elternhaus bisher noch nicht in dieser Richtung wirken konnte, ist das Kind jetzt offen für neue Umgangsformen, und wenn die Bezugspersonen des Kindes dazu bereit sind, können sie über die unbefangenen Erzählungen des Kindes von seinen Kindergartenerfahrungen in die Familie zurückwirken.
- Die dritte Chance in dieser Richtung bietet der Übergang in die Grundschule. Wenn die Lehrerin z.B. in den verbreiteten Morgenkreisen Erlebnisse der Kinder mit sexuellem

Hintergrund mit gleichem Interesse wie andere Gegenstände aufgreifen kann, wird die Unbefangenheit vieler Kinder auf die befangenen Kinder und von dort auf deren Familien ausstrahlen – eine gute Elternarbeit, in der das auch thematisiert wird, einmal vorausgesetzt.

Die Erzieher/innen und Lehrer/innen sind grundsätzlich in der gleichen Lage wie andere Erwachsene, wahrscheinlich zunächst eher befangen als unbefangen, wenn die Sexualität der Kinder, Aufklärung und Sexualerziehung ins Spiel kommen. Von den Eltern der ihnen anvertrauten Kinder unterscheiden sie sich – auch wenn sie selbst Eltern sind und als solche vor den gleichen Problemen stehen – jedoch dadurch, daß sie immer wieder neue Impulse aufgreifen können, wenn ein Kinder- bzw. Schülerjahrgang auf den nächsten folgt. Die oben skizzierte Gestaltung eines offenen und hilfreichen Klimas für Aufklärung und Sexualerziehung, die dann auch in die Familien hineinwirken kann (wie ja auch ständig die Familien in die Schule hineinwirken), könnte eine wichtige Aufgabe professioneller Erzieher/innen sein.

Wenn Sie als Erzieher/in oder Lehrer/in sich vielleicht selbst zu befangen für diese Aufgabe fühlen: *Fangen Sie an*, und zwar mit einem neuen Kindergarten- oder Grundschuljahrgang! Lassen Sie die Kinder viel erzählen, z.B. in einem Morgenkreis oder Erzählkreis, und wenn ein Kind Dinge erzählt, die Ihnen heikel erscheinen – vielleicht meldet sich ihr Schamgefühl mit Herzklopfen, Schweißausbruch, Erröten und »mulmigem« Gefühl –:

- *Hören Sie nur zu!*
- Unterbrechen Sie das Kind nicht, kommentieren und belehren Sie es nicht!
- Ermutigen Sie das Kind, mehr zu erzählen – wie bei allen anderen Themen.

Nach dem Schultag gehen Sie dieser Situation in aller Ruhe gefühlsmäßig nach:

- Wie geht es Ihnen jetzt? Erfüllt Sie die Erzählung immer noch mit Scham?
- Wie ging es dem Kind? War es entspannt, wie immer? Oder hatte es Hintergedanken? Kam Ihnen die Situation ungut für das Kind vor?
- Wie ging es den andern Kindern? Haben sie ge- und entspannt zugehört? Oder hatten Sie bezüglich des einen oder anderen Kindes ungute Empfindungen?

Erst dann beurteilen Sie, ob die heftigen Gefühle, die Sie bewegt haben, Sie selbst, das erzählende Kind, einzelne der anderen Kinder oder die Gruppe als Ganzes betrafen!

Danach planen Sie in die Zukunft:

- Wenn das Unbehagen nur Sie betraf, während die Kinder unbefangen und fröhlich waren, kann diese Erfahrung ein erster Schritt auf dem oben skizzierten Weg sein.
- Hält sich Ihr ungutes Gefühl, behalten Sie die Situation im Sinn oder dokumentieren Sie sie. Vielleicht hat Ihnen dieses Kind außer der offenen noch eine unbewußte Mitteilung gemacht, die Ihr diffuses Unbehagen ausgelöst hat (vgl. S. 164).
- Bleibt dagegen ein ungutes Gefühl, weil Sie bei einigen der anderen Kinder unangemessene Phantasievorstellungen oder Hintergedanken gespürt haben, könnte es sich dabei ebenfalls um unbewußte Mitteilungen gehandelt haben – in jedem Fall stellt sich Ihnen aber die Aufgabe, auf diese Kinder in Richtung auf Empathie und Toleranz für andere Gruppenmitglieder einzuwirken.
- Haben Sie das Gefühl, daß aus diesem Erzählkreis ein Rest geblieben ist, der einige Kinder fortdauernd beunruhigen könnte und der deshalb nicht unbesprochen stehenbleiben kann, greifen Sie das Thema am nächsten Tag auf! Hier gilt wieder: Verwechseln Sie möglichst nicht Ihre eigene Beunruhigung und die Ihrer Gruppen- bzw. Klassenkinder!

15. Planungshilfe für eine Unterrichtseinheit »Kinderschutz«

15.1 Das ist doch kein Thema! Oder ...?

Mißhandlung ist eine schlimme Tat! Soll, nein, *darf* sich meine Klasse damit überhaupt befassen?

Sicher haben Sie sich schon einige Gedanken über präventiven Unterricht gemacht. Vielleicht kennen Sie die sehr verdienstvolle Materialsammlung von Braun[103] oder das Modellprojekt des Hamburger Kinderschutzzentrums: »Kinder sind Realisten«[104] oder eine der vielen anderen Arbeitshilfen für den Präventionsunterricht (ab Seite 256). In allen Fällen sollen Kinder vorbeugend unterstützt werden, indem ihr Selbstbewußtsein gestärkt wird und indem sie ermutigt werden, sich entschieden und rechtzeitig gegen Übergriffe zur Wehr zu setzen. Die Übergriffe, die dort gemeint sind, sind überwiegend sexueller Natur. Aber – um Sexualität geht es in diesen Texten und Zeichnungen kaum am Rande, und Mißhandlung kommt höchstens als »*Was Du nicht möchtest*« und danach als »*schlechtes Geheimnis*« vor.

Reicht das nicht vollständig aus? Muß man sich darüber hinaus mit all diesen negativen Erscheinungsformen des Menschseins befassen? Sollen meine Schüler wissen, was eine Mißhandlung ist? Sollen sie den Unterschied zwischen einer Vernachlässigung, einer sexuellen Mißhandlung und einer emotionalen Mißhandlung kennen? *Dürfen* sie das überhaupt? Wird das nicht durch das *Elternrecht* verhindert?

---

103 Braun 1992.
104 Grube/Wieneke 1991.

15.1.1 Elternrecht und Lehrerpflicht

Dieses Thema führt uns fast in die Geschichte der Pädagogik. Ein kleiner Exkurs muß erlaubt sein und soll eine Ausnahme bleiben. Wir befassen uns darin mit der schulischen Sexualerziehung. Das Thema »Mißhandlung« gehört im weiteren Sinne ebenfalls zur Sexualerziehung, sofern es um sexuelle Mißhandlung geht. Darüber hinaus haben wir es hier aber sicher mit einem Unterrichtsfach zu tun, »durch das das Erziehungsrecht der Eltern in besonderer Weise berührt wird«[105]. Ähnliche Formulierungen finden sich in den Schulgesetzen aller deutschen Länder.

Der Exkurs führt uns in das Jahr 1968. Im Rahmen der Studentenbewegung kam damals auch die Idee auf, daß die Sexualerziehung einen wichtigen Beitrag zur Überwindung verkrusteter Strukturen leisten könne, indem Kindern und Jugendlichen ein lustvollerer Umgang mit der eigenen Sexualität gestattet oder sogar nahegelegt wird. Da die Elternhäuser als weitgehend »verklemmt« galten, kamen als Orte dieser Reform nur die (nicht sehr kinderreichen) WGs der 68er Revolution und – die *Schulen* in Frage. Das hätte wohl eher als Scherz gegolten, sah man doch seinerzeit nicht gerade die Schule als Hort der Freiheit und Lehrer als Garanten für Emanzipation – wäre da nicht das Wort vom »langen Marsch durch die Institutionen« gewesen. Nicht wenige 68er ergriffen damals den Beruf des Lehrers.

Die Reaktion der Obrigkeit war ein Unternehmen, das nie zuvor und seitdem nie wieder in Angriff genommen wurde: Eine bundesweite Regelung der Sexualerziehung in den Schulen. Das war nur möglich in Form eines einstimmigen Beschlusses der Kultusministerkonferenz, der am 3.10.1968 tatsächlich erreicht werden konnte. So groß war die Angst vor dem langen Marsch der 68er durch die Institutionen! Dieser Erlaß (»Empfehlungen« genannt) gilt in unveränderter Form

---

105 Niedersächsisches Schulgesetz, § 77 (4) Satz 2.

bis heute, und da inzwischen das Einvernehmen von 16 Kultusministern erforderlich wäre, wird er wohl ebenso lange Bestand haben wie die Bundesrepublik Deutschland.

Die entscheidenden Passagen dieser Empfehlungen lauten:[106]

> »Während sich die Sexualerziehung im Elternhaus als individuelle Erziehung vollzieht, handelt es sich in der Schule in der Regel um Erziehung in der Klassengemeinschaft oder in Gruppen. Diese Erziehung kann erst zur vollen Wirkung kommen, wenn sie auf der individuellen Erziehung aufbaut, sie fortsetzt und ergänzt. Zusammenarbeit von Elternhaus und Schule auf dem Gebiet der Sexualerziehung sind deshalb notwendig.
> Um die Sexualerziehung in Elternhaus und Schule aufeinander abzustimmen, soll den Eltern Gelegenheit gegeben werden, ihre Erfahrungen und Fragen in Elternversammlungen zu diskutieren. Sie sollen rechtzeitig darüber informiert werden, welche Richtlinien zur Sexualerziehung in der Schule gelten und welche Themen in den Lehrplänen vorgesehen sind; sie haben dann die Möglichkeit, diese Fragen schon vorher mit ihren Kindern zu besprechen.«

Sie enthalten zwei Forderungen:

- Den Eltern soll Gelegenheit gegeben werden, ihre Erfahrungen und Fragen (die Sexualerziehung ihrer Kinder betreffend) in Elternversammlungen zu diskutieren.
- Sie sollen rechtzeitig (d.h. vorher) darüber informiert werden, welche Richtlinien zur Sexualerziehung in der Schule gelten und welche Themen in den Lehrplänen vorgesehen sind.

---

106 Beschluß der KMK-Konferenz vom 3.10.1968. Empfehlungen zur Sexualerziehung in den Schulen, II. Durchführung, 1. Grundlagen.

Diese Forderungen erscheinen ausgesprochen vernünftig:

- Das Elternrecht auf eine individuelle Sexualerziehung der eigenen Kinder steht nur auf dem Papier, wenn die Eltern keine Gelegenheit haben, ihre Erfahrungen mit der Sexualerziehung ihrer Kinder auszutauschen und ihre Fragen zu besprechen, und wenn sie gar nicht wissen, was in den Richtlinien und Lehrplänen zur Sexualerziehung steht.
- Der Zusammenarbeit von Elternhaus und Schule fehlt jede Grundlage, wenn der Lehrer gar nicht weiß, welche Erfahrungen mit der Sexualerziehung die Eltern seiner Schulklasse und seine Schülerinnen und Schüler bisher gemacht haben.

Sehr wichtig ist auch, was *nicht* gefordert wird:

- Es werden *keine inhaltlichen Forderungen* an den Lehrer gestellt. Es wird weder verlangt, daß *er* die Fragen der Eltern beantwortet, noch daß er *seine Vorstellungen von schulischer Sexualerziehung* darlegt. Er soll lediglich den Eltern Gelegenheit zur Diskussion geben.
- Es wird auch nicht verlangt, daß er vor den Eltern Rechenschaft über seine Ziele und die Gestaltung seines Sexualerziehungsunterrichts ablegt. Er soll lediglich über Richtlinien und Lehrpläne informieren.

Zu diesem Zeitpunkt existierten in Deutschland nirgends Richtlinien und Lehrpläne zur Sexualerziehung. Diese wurden jetzt in allen Bundesländern erstellt und in Niedersachsen z.B. schon am 9.9.1969 veröffentlicht. In den entscheidenden Passagen wurden vielfach die Formulierungen des Beschlusses der Kultusministerkonferenz fast im Wortlaut übernommen. Auch diese Erlasse sind seither kaum verändert worden.

Es konnte also losgehen mit der neuen, geregelten Sexualerziehung in den Schulen. Dann dauerte es nicht lange, bis ein Hamburger Ehepaar verlangte, seine Tochter von diesem Unterricht zu befreien. Es kam dann zu einem denkwürdigen

Prozeß, der schließlich nach acht Jahren, im Jahr 1977 – das damalige Kind war längst erwachsen –, vom Bundesgerichtshof entschieden wurde. Die Leitlinien dieses Urteils, es ist 46 Schreibmaschinenseiten lang, gelten unverändert bis heute. Es handelt sich um die eigentliche Rechtsgrundlage der Sexualerziehung in den Schulen und darüber hinaus *jedes* Unterrichts, in dem das Erziehungsrecht der Eltern in besonderer Weise berührt wird:[107]

- »Grundlage jeder vernünftigen Sexualerziehung ist ... zunächst die Wissensvermittlung ... Es geht hierbei um reine Information über Tatsachen, vor allem biologischer, aber auch sozialer und anderer Art aus dem Bereich der menschlichen Sexualität ... Wird dies [Wissen] ohne Wertungen dargestellt, so handelt es sich um etwas Selbstverständliches und Normales ... Es geht hier um ... eine Aufgabe, die typischerweise der Schule zukommt und für die die Schule in der Regel auch besser geeignet ist als das Elternhaus.«
- »Der Lehr- und Erziehungsauftrag der Schule [ist] nicht darauf beschränkt, nur Wissensstoff zu vermitteln ... Die Aufgaben der Schule liegen daher auch auf erzieherischem Gebiet.«
- »Die KMK-Empfehlungen sehen vor, daß den Eltern Gelegenheit gegeben werden soll, ihre Erfahrungen und Fragen in Elternversammlungen zu diskutieren. Die Eltern haben ... einen Anspruch darauf, rechtzeitig und umfassend über den Inhalt und den methodisch-didaktischen Weg der Sexualerziehung informiert zu werden, damit es ihnen ermöglicht wird, im Sinne ihrer eigenen Auffassungen und Überzeugungen über die Themen, die in der Schule behandelt werden sollen, auf ihre Kinder einzuwirken ...«
- »Ein Mitbestimmungsrecht der Eltern bei der Ausgestaltung der schulischen Sexualerziehung ... ist jedoch zu verneinen.«

---

107 Beschluß des Ersten Senats beim Bundesverfassungsgericht vom 21.12.1977.

- »Die Schule muß den Versuch einer Indoktrinierung der Schüler mit dem Ziel unterlassen, ein bestimmtes Sexualverhalten abzulehnen oder zu verneinen.«
- »... könnte die Erwägung naheliegen, daß Sexualerziehung in der Schule der Zustimmung der Eltern mit der Möglichkeit der Befreiung bedürfe ... Eine Zustimmung der Eltern oder älterer Schüler [kann] verfassungsrechtlich nicht verlangt werden.«

Damit waren die Empfehlungen der KMK in fast allen Details bestätigt worden, mit zwei wichtigen Abweichungen:

- Der Bundesgerichtshof unterscheidet zwischen Wissensvermittlung und Erziehung, wobei der Begriff der Wissensvermittlung ziemlich weit gefaßt wird und soziales und sonstiges Wissen, also auch das Wissen um verschiedene Meinungen zu diesem Thema, einschließt. Für die Wissensvermittlung entfällt die Informationspflicht gegenüber den Eltern, da es sich hierbei »um etwas Selbstverständliches und Normales handelt«.
- Andererseits soll nicht nur »rechtzeitig über Richtlinien und Lehrpläne«, sondern »umfassend über den Inhalt und den methodisch-didaktischen Weg der Sexualerziehung informiert werden«.

Da für den Sexualerziehungsunterricht wie für jeden Unterricht zu Themen des Kinderschutzes gilt, daß er nur selten den Rahmen einer so weit gefaßten Wissensvermittlung überschreitet, hat der Lehrer in diesem Fall keine anderen Verpflichtungen als für jeden Unterricht: In Niedersachsen z.B., »Inhalt, Planung und Gestaltung des Unterrichts mit den Klassenelternschaften zu erörtern«[108].

Ist allerdings Erziehung im engeren Sinne geplant, also die Vermittlung von Werthaltungen, muß »umfassend« über den

---

108 Niedersächsisches Schulgesetz, § 77 (4) Satz 1.

Inhalt und den methodisch-didaktischen Weg informiert werden. Der Bundesgerichtshof fordert diese umfassende Information ausdrücklich im Zusammenhang mit den Elternversammlungen, die nach den meisten gültigen Schulgesetzen mindestens zweimal im Schuljahr stattfinden müssen.[109] Da bei diesen Elternversammlungen viele wichtige Fragen auf der Tagesordnung stehen, von der Wahl des Elternrates über die Klassenfahrt bis hin zu Erziehungsschwierigkeiten, und da viele Lehrer »Inhalt, Planung und Gestaltung« ihres Unterrichts vorstellen wollen und müssen und da die Eltern zudem Gelegenheit haben sollen, ihre Erfahrungen und Fragen im Zusammenhang mit der Sexualerziehung ihrer Kinder zu diskutieren, kann »umfassend« wohl kaum über die ein wenig ausführlichere Darstellung der Themen, Hinweise auf Medien und vielleicht die bevorzugte Arbeitsform (z.B. Gesprächskreis; Herstellung eines Videofilms; Vorbereitung, Durchführung und Auswertung von Interviews) hinausgehen.

Zu erwähnen ist noch, daß einige (nachgeordnete) Richtlinientexte[110] auch für die schlichteste Wissensvermittlung (»Die Schüler sollen die äußeren Geschlechtsmerkmale benennen können«; »Die Schüler sollen lernen, sich ›falschen Kinderfreunden‹ gegenüber richtig zu verhalten«; »Die Schüler sollen wissen, daß das Baby durch die Scheide den Mutterleib verläßt«) die erweiterte Information der Eltern fordern. Worüber die Eltern in diesen Fällen eigentlich informiert werden sollen, ist mir allerdings unklar.

Das Ergebnis dieser Untersuchung ist aber eindeutig:

– Sie *dürfen* mit Ihren Schülern im Unterricht über Fragen des Kinderschutzes sprechen, auch wenn damit das Erziehungsrecht der Eltern in besonderer Weise berührt wird.

---

109 Z.B. Niedersächsisches Schulgesetz, § 70 (2).

110 Z.B. Niedersächsische Rahmenrichtlinien für die Grundschule (1975), 2.3.4.4 Rahmenthema: Sexualerziehung.

- Soweit es um Wissensvermittlung im weiteren Sinne geht, sind keine besonderen Vorkehrungen zu treffen. Dazu gehört auch das Wissen um Mißhandlung und verschiedene Mißhandlungsformen.
- Soweit es um die Vermittlung von Werthaltungen geht, sind die Eltern im Rahmen der vorhergehenden Elternversammlung umfassend zu informieren.

Damit es an dieser Stelle nicht zu Mißverständnissen kommt: Unter »Werthaltungen« ist nicht zu verstehen, daß Sie sich gegen Mißhandlungen und Grenzüberschreitungen aller Art wenden. Es handelt sich dabei um Verletzungen der menschlichen Würde oder sogar um strafbare Handlungen, gegen die Sie sich ohne weitere Rücksprache und jederzeit stellen *müssen*, schon als gewöhnlicher Bürger und besonders als Lehrer(in) und Vertreter(in) der staatlichen Ordnung.

15.1.2 Mit negativen Erscheinungsformen des Menschseins befassen?!

Jenny ist ein ganz selbstbewußtes Mädchen. Es gibt auch ein Bild von ihr: vielleicht zwölf Jahre alt. Vor allem läßt sie sich weder von Papa, Mama, noch Opa, Tante, Bruder und sonstigen Verwandten gegen ihren Willen küssen.[111] Doch:

> Die Jenny schwärmt für Frank, den Vetter,
> denn täglich, auch bei Wind und Wetter,
> dreht er mit ihr 'ne Mofarunde
> und singt dabei aus vollem Munde.
> Er nimmt sie ernst und schon für voll,
> das findet sie an Frank so toll.

111 Aktion Jugendschutz (Hrsg.): »Jenny sagt NEIN«. Eine Broschüre für Kinder zum sexuellen Mißbrauch. Stuttgart o.J. Das Bilderbuch ist erhältlich über: Aktion Jugendschutz (ajs), Stafflenbergstr. 44, 70184 Stuttgart.

Doch eines Tages – Regen draußen –
er will nicht mit dem Mofa sausen,
sagt er ganz freundlich: »Jennylein,
ich weih' Dich in 'nen Geheimnis ein.
Schwörst Du zu schweigen mir für immer,
zeig' ich Dir was in meinem Zimmer.«
Ganz nah rückt er ihr dann im Zimmer…
die Jenny denkt: »Ist das ein Spinner!
Ich will doch mit dem Typ nicht schmusen!
Solch' Küsse kann ich nicht verknusen!
Als Mofafreund war er zwar fit,
doch dies hier mache ich nicht mit!«
Sie faucht und kratzt und schreit ihn an:
»Du spinnst ja wohl, oh Mann, oh Mann!
Geheimnis wahren kann ich wohl,
wenn's schön ist und erfreuen soll!
doch bei *der* Frechheit, blöder Wicht,
da halte ich gewiß nicht dicht!«
Zum Schluß Ihr Kinder überlegt,
wie wohl die Story weitergeht …?
Und seid Ihr selbst an Jennys Platz,
dann schreit laut *»Nein«* und macht Rabatz,
egal ob er Euch gänzlich fremd,
ob Ihr ihn liebt, ob Ihr ihn kennt.
Nein wirklich *keinen* müßt Ihr lassen,
wenn er es wagt, Euch anzufassen,
wo oder wie Ihr's gar nicht wollt!
Ihr seid im Recht, wenn Ihr ihm grollt!

Wissen Sie, was in diesem Zimmer wirklich geschehen ist? Hat Frank versucht, Jenny zu küssen? Aber wird er dann vorher sagen:

… ich weih' Dich in 'nen Geheimnis ein.
Schwörst Du zu schweigen mir für immer,
zeig' ich Dir was in meinem Zimmer.«

Und reagiert Jenny darauf angemessen?

Sie faucht und kratzt und schreit ihn an:
»Du spinnst ja wohl, oh Mann, oh Mann!«

Oder hat er etwa versucht, sie an den Geschlechtsteilen zu berühren?:

Nein wirklich *keinen* müßt Ihr lassen,
wenn er es wagt, Euch anzufassen,
wo oder wie Ihr's gar nicht wollt!
Ihr seid im Recht, wenn Ihr ihm grollt!

Oder hat er ihr *sein* Geschlechtsteil gezeigt? – Ich weiß es nicht! Alles ist möglich. Aber: Was ist da passiert? Die Autorengruppe »Rose Griffel« wollte mit ihrem Text vor allem dazu ermutigen, daß betroffene Mädchen ihr Mißbrauchsgeheimnis lüften! Am Schluß wird darum sogar eine Tag und Nacht erreichbare Notrufnummer genannt. Und dann erscheint *in diesem Text ein nicht aufgedecktes Mißbrauchsgeheimnis*!

Welche Wirkung wird diese Broschüre wohl haben, wenn die Autoren ihre eigene Angst vor der Aufdeckung des Mißbrauchsgeheimnisses so deutlich spüren lassen? Und – von Mißhandlung betroffene Kinder und Jugendliche sind »Weltmeister im Zwischen-den-Zeilen-Lesen«, nicht nur der geschriebenen, sondern auch der gesprochenen Sprache. Wenn es um Kinderschutz geht, stehen Sie als Lehrer vor der Wahl:

- *Klartext reden* und *entschlossen handeln* (in vielen Fällen bedeutet das: entschlossen *nicht* zu handeln!); oder
- Finger weg von diesem Thema!

Drumherumreden und um die Mißhandlung »herumstreichen wie die Katze um den heißen Brei« wirkt auf *betroffene Kinder* wie eine Rechtfertigung des Mißhandlers, dessen Credo gewöhnlich lautet:

- Es ist *eigentlich* gar nichts passiert; und
- darüber spricht man nicht!,

der nach außen »das Blaue vom Himmel herunterlügt« und, wenn er einen Verdacht auf diese Weise nicht abwehren kann, alles verspricht und nichts hält. Sind Kinder aber *nicht betroffen*, wissen sie gar nicht, was gemeint ist, und werden eher verunsichert als vorbeugend gegen mögliche Übergriffe geschützt.

Wenn Sie Materialien für den Präventionsunterricht (ab S. 257) sichten, werden Sie in vielen dieser Schriften Sexualität und Sexualorgane nicht einmal erwähnt finden. Kurz – das Hindernis ist die Heimlichkeit, die ja zentrales Merkmal der sexuellen Mißhandlung ist und, wie man sehen kann, bis in die inneren Zirkel des Kinderschutzes reicht.

Um es einmal ganz klar auszusprechen: Bei der sexuellen Mißhandlung geht es um eregierte Penisse, feuchte Scheiden, Orgasmen, Ejakulationen; um Hände, die an die Geschlechtsorgane fassen und gegen die man sich nicht wehren kann, Penetration aller Körperöffnungen mit den Fingern, mit Gegenständen oder mit dem Penis usw. Wer sich da windet, erreicht nicht mal das allererste Ziel, nämlich Aufklärung, von Schutz oder Hilfe ganz zu schweigen.

Auch hier ist das Ergebnis der Überlegungen eindeutig:

Wenn Sie in Ihrem Unterricht Fragen des Kinderschutzes ansprechen wollen, müssen Sie sich dazu erziehen,

- klare Aussagen zu machen,
- nichts zu versprechen, was Sie nicht halten können, und
- zu halten, was Sie versprechen.

Das heißt (im Klartext):

- Eine Mißhandlung ist eine Mißhandlung und eine sexuelle Mißhandlung ist eine sexuelle Mißhandlung – *und wird auch so genannt!* Und es geht nicht um

  wenn er es wagt, Euch anzufassen,
  wo oder wie Ihr's gar nicht wollt!,

sondern es wird darüber gesprochen, *wo er anfaßt* (nämlich z.B. an der Scheide) und *wie er anfaßt* (nämlich z.B. ohne sich um alle Gegenwehr zu scheren) und auch *warum er anfaßt* (nämlich weil ihn das sexuell erregt, weil er davon eine Erektion und einen Orgasmus bekommt). Daß diese Aufklärung in altersgerechter Weise geschieht und für den Erstkläßler mit einer anderen Zielsetzung als für den Primaner, versteht sich von selbst.

- Der Lehrer sollte nicht behaupten, wenn ein Kind seine Mißhandlung aufdeckt, diesem Kind in jedem Fall zu helfen; denn er kann gar nicht wissen, ob er dazu in der Lage ist.
- Wenn ein Lehrer seiner Klasse verspricht, alles in seiner Macht stehende zu tun, falls ein Kind seine Mißhandlung aufdeckt, muß er *schon vorher* wissen, was er dann eigentlich tun wird – und »seine gesamte Macht« sollte schon größer sein, als daß er z.B. ein Telefongespräch mit der nächsten Beratungsstelle führt. Ist er bereit, Freizeit zu »opfern«? Wieviel? Wird er das Kind begleiten? Wohin? Wie oft? Wird er das Mißtrauen und die Vorsicht des Kindes ertragen? Wird er die Verleugnung ertragen, die nach einiger Zeit wahrscheinlich folgt? Wird er die »schlechten Seiten« des Kindes ertragen, die es ihm sicher zeigen wird, wenn es erst mal Vertrauen gefaßt hat (denn mißhandelt werden macht *nicht* nett!)?

15.2 Zur Sache! (Ziele)

»Mißhandlung« benennt einen Sachverhalt, der für Schüler aller Schulstufen zu komplex ist und entsprechend erheblich vereinfacht werden muß. Die Gefahr einer Verfälschung ist dabei sehr groß. Dann ist doch wieder

- körperliche Mißhandlung, wenn ein Kind geschlagen wird, und

- sexuelle Mißhandlung,
  wenn er es wagt, Euch anzufassen,
  wo oder wie Ihr's gar nicht wollt!

Darum soll zuerst auf die allereinfachste Struktur abstrahiert werden, *die sachlich noch zutreffend ist.* Ich bin der Meinung, daß folgende Vereinfachung alle entscheidenden Merkmale von »Mißhandlung« enthält:

Wenn ein Erwachsener (oder ein/e ältere/r Jugendliche/r)

- so rücksichtslos gegen ein Kind handelt, daß er nur noch seine eigenen Wünsche und Bedürfnisse sehen kann,
- sich so unverantwortlich verhält, daß er ihm Schaden zufügt, anstatt es zu schützen (wozu er *eigentlich* verpflichtet wäre)
- und dem Kind diese Handlungen falsch erklärt und/oder ihm verbietet, anderen Menschen davon zu erzählen,

ist das für ein Kind sehr schädlich. Das gilt auch, wenn es nicht geschlagen oder körperlich verletzt wird, weil die Seele des Kindes in jedem Fall verletzt wird.

Dieses Verhalten von Erwachsenen nennt man »Kindesmißhandlung«.

Diese Definition gilt für alle Mißhandlungsformen, einschließlich Vernachlässigung, und ist nicht schulstufenspezifisch. Es gilt aber jeweils, die Begriffe »Rücksichtslosigkeit«, »Verantwortung«, »schädlich« und »seelische Verletzung« altersgemäß zu operationalisieren.

Wie das geschieht, hängt von den Zielen ab, die Sie mit ihrer Klasse erreichen wollen. Diese sind vor allem abhängig von möglichen Mißhandlungserfahrungen, Risiken und Handlungsmöglichkeiten ihrer Schüler.

15.2.1 Altersspezifische und stufenspezifische Zielformulierungen

Sicherheit, Hilfe und Schutz bzw. Demütigung, körperliche Verletzung und sexueller Übergriff unterscheiden sich für Vorschulkinder, Grundschulkinder und Sekundar-/Orientierungsstufenkinder sehr erheblich, soweit Personen, Schauplätze, Gefahren, eigenes Erleben, Darstellungs- und Verarbeitungsmöglichkeiten betroffen sind. Strukturell und von der Zielsetzung des Unterrichts her sind die Ziele für eine kinderschutzorientierte Unterrichtsarbeit jedoch grundsätzlich wenig altersspezifisch. Sie gelten für die gesamte Kindheit bis ca. zum 13. oder 14. Lebensjahr. Allerdings ist jedes Ziel altersangemessen zu thematisieren!

Älteren Kinder bzw. Jugendlichen können dann nur noch die erforderlichen Informationen vermittelt werden, z.B. Anschriften von Beratungsstellen und Notrufnummern. Eventuell könnte ein Tag der offenen Tür oder ein gemeinschaftlicher Besuch der Schulklasse bei einer spezialisierten Beratungsstelle oder beim Jugendamt genutzt werden, um die »Schwellenangst« betroffener Kinder zu überwinden. Darüber hinaus können und müssen Jugendliche sich selbst schützen. Wenn ein 16jähriges Mädchen eine Beratungsstelle aufsucht oder direkt zum Jugendamt geht und dort angibt, daß

- sie in ihrem Elternhaus ständig sexuellen Übergriffen ausgesetzt sei und
- ihre Eltern sie dagegen nicht schützen können bzw. sogar selbst daran beteiligt sind und
- sie das nun nicht mehr aushalte und
- sie nun einen Platz in einer Wohngruppe oder einem Lehrlingsheim wolle,

wird sich in den meisten Fällen eine angemessene Lösung ohne Einschaltung von Rechtsinstitutionen finden lassen. Das gleiche gilt, wenn die Versorgung im Elternhaus nicht ausreichend ist oder wenn körperliche Mißhandlungen stattfinden.

Kann sich ein/e Jugendliche/r *nicht* selbst schützen, können und *dürfen* wir es auch nicht! Die Bereitschaft und eventuell der Wille des/der Jugendlichen, eine Situation weiter auszuhalten, die uns vielleicht untragbar erscheint, ist von uns in jedem Fall zu respektieren. Wir kennen ja die Gründe des/der Jugendlichen nicht, die oft genug wohlüberlegt sind:

- Vielleicht schützt diese/r Jugendliche seine Mutter oder ein jüngeres Geschwisterkind!
- Vielleicht geht er/sie davon aus, daß er/sie die Mißhandlung in einiger Zeit aus eigener Kraft unterbinden kann, ohne dazu das Elternhaus verlassen zu müssen.
- Vielleicht hat er/sie einen »Modus vivendi« gefunden, sieht neben den schlimmen auch viele gute Seiten seines Elternhauses und meint durchhalten zu können, bis er/sie das Elternhaus wegen seiner/ihrer Berufsausbildung ohnehin verlassen kann.

Diese Aussagen gelten *nicht* für ältere *behinderte* Kinder und Jugendliche! Diese können sich gewöhnlich nicht selbst schützen, schon gar nicht, wenn sie in Institutionen leben. Hier ist nur darauf hinzuweisen, daß die Verantwortlichkeit des Pädagogen im Zusammenhang mit Mißhandlung dieser Kinder noch größer ist, als ohnehin schon betont wurde. Viele Behindertenpädagogen nehmen heute an, daß die meisten geistig Behinderten gelegentlich und in vielen Fällen auch regelmäßig zu Opfern sexueller Übergriffe werden. Alles, was über die Sprachlosigkeit und Verwirrung von Kindern im Zusammenhang mit Mißhandlung bereits gesagt wurde, gilt hier in besonderem Maße.

Diese zu verhindern oder aber aufzudecken und zu beenden ist jedoch fast nicht möglich, da behinderte Kinder als Zeugen ihrer eigenen Mißhandlung real kaum eine Chance haben! Es ist also sehr genau zu prüfen, ob über eine möglichst eindeutige und kindgerechte Sexualerziehung hinaus durch eine besondere kinderschutzorientierte Zielsetzung des Unterrichts und gegebenenfalls den Versuch einer Aufdeckung der Mißhandlung die Lage des Kindes bzw. Jugendlichen mit ausreichender Wahrscheinlichkeit verbessert werden kann.

Die Untersuchung der Häufigkeit von Mißhandlung (ab S. 94) hat ergeben, daß ein großer Anteil Kinder im Verlauf der Kindheit einen oder mehrere Zeiträume durchlebt, in denen sie von eigentlich verantwortlichen Erwachsenen mißhandelt werden. In den meisten Fällen liegt der Beginn dieses Zeitraums *vor* der Einschulung.

Unsere Grundschulkinder sind ca. sechs bis zehn Jahre alt. Soweit Vorkommen und Häufigkeit von Mißhandlungen bis jetzt bekannt sind, gilt demnach für

- sexuelle Mißhandlung, daß diese in der Hälfte aller Fälle bereits begonnen hat oder schon beendet ist. In der anderen Hälfte der Fälle wird sie in diesen Jahren beginnen;
- psychische Mißhandlung, daß sie wahrscheinlich schon begonnen hat und die ganze Zeit andauert. Physische Mißhandlung geht in diesen Jahren langsam zurück;
- Vernachlässigung, daß sie wahrscheinlich schon begonnen hat und die ganze Zeit andauert. Zur Vernachlässigung in Krisensituationen der Bezugsfamilie kann es allerdings jederzeit kommen.

Folglich muß jeder Lehrer sich darauf einstellen, daß vor ihm zahlreiche Schüler mit Mißhandlungserfahrung sitzen, *nur daß sie es nicht so ausdrücken würden*! Wie groß die Verantwortung des Lehrers ist, der ihnen dafür den Begriff »Mißhandlung«, »Ich bin mißhandelt worden«, »Ich bin vernachlässigt worden« gibt, soll noch einmal ausdrücklich betont werden!

15.2.2 Ziele I: Grundlegende Ziele

- Wer ist für mich verantwortlich? Ich selbst – und wer noch?
- Woran erkenne ich, wenn jemand mich beschützt (meine Interessen wahrnimmt, mir hilft)/nur sich selbst schützt und mich nicht?

- Woran erkenne ich, wenn jemand nur an seine eigenen Bedürfnisse denkt (nur an sich denkt)/auch an andere/an mich denkt?
- Woran erkenne ich Gewalt gegen mich/wenn ich verführt werde/manipuliert werde?
- Welche Handlungen können mir schaden? Wie erkenne ich, wenn etwas mir schadet? Wie merke ich, ob jemand mir aus Eigennutz Schaden oder Schmerzen zufügt oder ob das aus Versehen oder mit den besten Absichten geschieht?
- Was sind das für Situationen, und wie handele ich, wenn ich mich stark und wertvoll/machtlos und wertlos fühle?
- Welche Geheimnisse gehen außer mir niemanden etwas an/sind für Freude und Überraschung nötig/sollen schlimme Taten verbergen?

Für jeden Schulpraktiker ist sofort ersichtlich, daß es sich um umfassende und grundlegende Ziele handelt, die mindestens die ganze Grundschulzeit umspannen und für alle Kinder wichtig sind, unabhängig von ihrer etwaigen Mißhandlungserfahrung! Die Ziele präventiven Unterrichts (Mein Körper gehört mir – Eigene Gefühle wahrnehmen – Auf das eigene Körpergefühl achten – Eigene Grenzen wahren – Geheimnisse unterscheiden – Hilfe holen)[112] sind darin enthalten.

Die Summe dieser Ziele könnte zu einem späteren Zeitpunkt lauten:

Bin ich als Kind zu allen Zeiten achtungsvoll behandelt worden, oder wurde ich schon einmal (werde ich zur Zeit) mißhandelt? Jedoch sollte die Schlußfolgerung *»XX hat mich mißhandelt!«* einem betroffenen Kind nicht nahegelegt werden, bevor es diese *wahrscheinlich* auch ertragen kann. Und das wird erst der Fall sein, wenn zuvor auch folgende Fragen, die zugleich Ziele sind, geklärt sind.

112 Vgl. die Hinweise auf S. 203 sowie Braun 1992, S. 16f.

15.2.3 *Ziele II: Ergänzende Ziele, die besonders die Situation von Schülern mit Mißhandlungserfahrung berücksichtigen*

- Wie erkenne ich, ob jemand schuld ist an einem schlimmen Ereignis? Woran erkenne ich in diesem Fall die schuldige Person?
- Wenn jemand an einem schlimmen Ereignis mit-beteiligt ist, ist er dann auch mit-schuldig? Wenn ich an an einem schlimmen Ereignis mit-beteiligt bin, bin ich dann mit-schuldig?
- Wenn ich mißhandelt werde, bin ich dann ein Einzelfall? Oder sind wir vielleicht mehrere und wissen nicht voneinander?
- Wieso ist es mir nicht möglich, davon zu erzählen? Geht es den anderen genauso?
- Wieso schaffe ich es nicht, die Mißhandlung nicht beenden? Geht es den anderen genauso?
- Wenn ich über die Mißhandlung sprechen würde, auch wenn ich das zur Zeit nicht möchte, wie kann es dann *grundsätzlich* weitergehen?
- Hat die Mißhandlung Folgen für mein Leben? Sind diese Folgen vielleicht schon erkennbar?
- Nimmt man dauerhaften Schaden? Oder kann man später wieder »normal« werden?

Außerdem muß ein soziales Netz bereitet sein, zu dem

- vor allem verständnisvolle Freunde, auch
- der Lehrer und in besonders schwerwiegenden Fällen
- Berater oder Institutionen des Kinderschutzes

gehören sollten. Sofern sich ein Lehrer in seinem Unterricht mit Fragen des Kinderschutzes befaßt, trägt er *dafür* zumindest eine erhebliche *Mitverantwortung*!

Es darf aber auch nicht vergessen werden, daß sich in der gleichen Schulklasse auch Kinder befinden,

- die bisher nicht mißhandelt wurden, aber ernsthaft gefährdet sind, und
- die *innerhalb ihrer sozialen Bezugsgruppe* nicht gefährdet sind, sofern sich an den Verhältnissen, in denen sie leben, nichts grundlegend verändert.

Die *Gefährdung* besteht dabei überwiegend bezüglich *sexueller Mißhandlung*. Andere Formen der Mißhandlung setzen selten erst in der Grundschulzeit ein.

Während die erste dieser beiden Gruppen nach Möglichkeit geschützt werden soll, ist darauf zu achten, daß die zweite nicht unnötig verwirrt und verunsichert wird. Dazu kommt natürlich noch, daß *alle drei Gruppen* grundsätzlich vor den Gefahren gewarnt und bewahrt werden sollen, die von *Fremdtätern* ausgehen könnten und die ebenfalls nicht zu unterschätzen sind.

Das könnte wie die Quadratur des Kreises erscheinen, wenn Überschneidungen zwischen den Zielen für diese verschiedenen Gruppen innerhalb des gleichen Klassenraumes schädlich oder hinderlich wären. *Das ist aber nicht der Fall!* Alle unter Ziele II genannten Fragen sind nicht nur im Zusammenhang mit erlebter Mißhandlung, sondern mit problematischen Situationen im Leben *jedes* Kindes wichtig:

- Verantwortung und Schuld,
- Teilhabe und Mit-Schuld,
- Verlorenheit und Einsamkeit,
- Rat- und Hilflosigkeit,
- Verstrickung und Zukunftsangst,
- Resignation

sind wichtige Grundfragen bzw. Grundsituationen, die auch schon während der Grundschulzeit in einer altersgemäßen Form erstmals angesprochen werden sollten.

Der Begriff »Mißhandlung« als mögliche Interpretation des eigenen Erlebens sollte in jedem Fall erst *nach der Klärung* der wichtigsten Teilziele eingeführt werden.

Die gleichzeitige Anwesenheit von Schülern ganz unterschiedlichen Erfahrungshintergrundes bedeutet also nur, daß an einige weitere Unterrichtsziele zu denken ist.

15.2.4 Ziele III: Ziele, die besonders die Situation von gefährdeten Schülern berücksichtigen

Für die Gruppe der *gefährdeten* Kinder ist vor allem daran zu denken, daß sexuelle Mißhandlung, wenn überhaupt, nur in den allerersten Anfängen gestoppt werden kann, bevor das Verhalten des Mißhandlers sich eingeschliffen oder bereits ritualisiert hat, also in der Phase gelegentlicher Kontrollverluste. Es geht also darum, daß ein Kind seine Gefährdung bereits in dieser frühen Phase erkennt. Für ein sechs bis zehnjähriges Kind erscheint das nicht ausgeschlossen – allerdings nur, wenn es auf diese Situation möglichst präzise vorbereitet wird. Es muß demnach folgende Informationen erhalten, die zugleich Unterrichtsziele für die Gruppe der gefährdeten Kinder darstellen.

- Woran erkenne ich einen *sexuellen* Übergriff? Was ist das Sexuelle daran?
- Um welche Personen in meiner nächsten Umgebung geht es überhaupt?
- An wen wende ich mich, wenn ich solch einen Übergriff bemerke? (Person ist möglichst zu benennen!)
- Wie spreche ich diese Person an? Wie wird sich diese Person dann verhalten?

Es handelt sich dabei sicher um Ziele, die uns an Grenzen stoßen lassen:

- der eigenen Befangenheit (wenn es um das Sexuelle *im Klartext!* geht) und
- der Unterrichtbarkeit (wenn es um die *gefährlichen* Personen geht).

Sehr wichtig ist, daß der Bereich Ziele II vor allem im Hinblick auf *diese* Kinder geplant wird und nicht nur die Schuldfrage eingehend erörtert wird, sondern auch die *Unmöglichkeit*,

- sich gegen manche Übergriffe zur Wehr zu setzen,
- darüber zu sprechen und schließlich,
- sie aus eigener Kraft zu beenden.

Ohne daß auch Sexualerziehungsunterricht stattfindet, werden sich diese Ziele nicht erreichen lassen. Dieser sollte jedoch auf keinen Fall in diesem Kontext stattfinden, da bei den Kindern sonst leicht das Mißverständnis aufkommen kann, daß Sexualität vor allem eine große Gefahr darstellt, vor der man sich beizeiten hüten muß.

15.2.5 Ziele IV: Ziele, die besonders die Situation von Schülern berücksichtigen, die innerhalb ihrer sozialen Bezugsgruppe nicht gefährdet sind

Der Lehrer muß sich immer der Tatsache bewußt sein, daß er keinem Kind ansehen kann, zu welcher der drei Gruppen es gehört (es sei denn, ein Kind deckt sein Mißhandlungsgeheimnis auf), und daß leider mißhandelnde Eltern genauso nett oder sogar noch netter erscheinen können als die vorbildlichsten Eltern. Die dritte Gruppe, die der nicht gefährdeten Kinder – hoffentlich die zahlenmäßig größte Gruppe –, existiert in seiner Klasse sicher – aber er weiß nicht, wer dazugehört und wer nicht! Damit diese Gruppe nicht verwirrt wird, dürfen einige weitere Ziele nicht aus den Augen verloren werden:

- Woran erkenne ich, wenn Eltern sich Mühe geben, gute Eltern zu sein?
- Woran erkenne ich es nicht? Erfüllen Sie mir z.B. jeden Wunsch?
- Woran erkenne ich, wenn Erwachsene es gut mit mir meinen?

- Woran erkenne ich, wenn ältere Jugendliche, z.B. meine Geschwister, es gut mit mir meinen?
- Was kann *ich* tun, damit ich in eine gute Beziehung mit meinen Eltern, anderen Erwachsenen, älteren Jugendlichen komme? Soll ich z.B. immer tun, was sie wollen?

Es handelt sich hier im Grunde um die gleichen Ziele wie in dem grundlegenden Abschnitt Ziele I, nur daß diese hier unter einer anderen Perspektive gesehen werden.

15.2.6 Ziele V: Ergänzende Ziele, die für alle drei Schülergruppen wichtig sind und vor allem einer Aufspaltung entgegenwirken

Weiterhin ist es *für alle drei Gruppen* sehr wichtig, jede Schwarzweißmalerei zu vermeiden. Sonst besteht die Gefahr, daß zwischen bösen und guten Eltern und, noch schlimmer, zwischen *Kindern* mit bösen und guten Eltern aufgespalten wird.

Die Handlungen eines Menschen können gut oder schlecht sein, wobei es vielfach auf die Perspektive ankommt, unter der man sie betrachtet. Ein kompletter Mensch kann immer nur gute *und* schlechte Seiten haben! Die emotionale (eventuell in der Form physischer) Mißhandlung von Kindern kann nur geschehen, wenn Eltern zwischen guten und schlechten Kindern aufspalten. Diese Eltern können nicht erkennen, daß ihre Kinder eine Last *und* eine Freude sind, angenehme *und* unangenehme Seiten haben, erfreulich *und* unerfreulich handeln. Wenn dieses gleiche Spiel im Unterricht gespielt würde, wäre das die Fortsetzung der Mißhandlungsmentalität, nur diesmal mit Eltern in der Rolle der Bösewichte!

Dazu kommt, daß mißhandelte Kinder ihre mißhandelnden Eltern häufig genauso lieben wie andere Kinder auch; zumindest gilt das für Kinder im Grundschulalter. Wenn diese Eltern dann von vornherein als Bösewichte dargestellt werden, wird den Kindern die Möglichkeit einer echten Auseinandersetzung mit ihren Eltern verstellt. Wenn eine Person erst mal in eine Denkschublade gepackt wird, ist eine Auseinandersetzung nicht mehr möglich.

Aber auch für nicht gefährdete Kinder mit »guten Eltern« ist es sehr wichtig, ihre Eltern nicht zu idealisieren. Im Verlauf der Grundschulzeit sollten sich für *jedes* Kind die gute *und* die böse Mutter, der gute *und* der böse Vater, der gute *und* der böse Mensch und – *ich guter und ich böser Mensch* jeweils in einer Person zusammenfügen. Andernfalls ist in der Pubertätszeit mit einer äußerst krisenhaften Entwicklung zu rechnen und mit einer sehr problematischen Adoleszenz.

- Welche Handlungen und welche Eigenschaften von mir gefallen *mir selbst*, und welche gefallen mir selbst *nicht*?
- Welche Handlungen und welche Eigenschaften von mir gefallen *meinen Eltern, meinen Freunden, meinen Lehrern, anderen Menschen*, und welche gefallen ihnen *nicht*?
- Welche Handlungen und welche Eigenschaften meiner Eltern, meiner Freunde, meiner Lehrer, anderer Menschen, *gefallen mir* und welche *nicht*?
- Wie kann es vorkommen, daß die *gleiche* Handlung und die *gleiche* Eigenschaft von mir, meinen Eltern, meinen Freunden, meinen Lehrern, anderer Menschen *manchen Leuten gefällt* und *anderen Leuten nicht* gefällt?
- Wie kann es sogar vorkommen, daß die *gleiche* Handlung und die *gleiche* Eigenschaft von mir, meinen Eltern, meinen Freunden, meinen Lehrern, anderer Menschen *mir manchmal gefällt* und *mir manchmal nicht* gefällt?

15.2.7 Ziele VI: Ziele, die besonders die Gefährdung durch Fremdtäter berücksichtigen

Schließlich sollte für alle drei Gruppen eine angemessene Auseinandersetzung mit der Gefährdung durch *Fremdtäter* stattfinden. Die Warnung vor dem Fremdtäter ersetzte bis in die jüngste Vergangenheit alle ernsthaften Bemühungen um einen angemessenen Kinderschutz und gehörte zu den Standards der Familienerziehung und der Grundschulpädagogik. In den derzeit gültigen Niedersächsischen Rahmenrichtlinien für die Grundschule ist dieses Ziel bis heute festgeschrieben.[113] Vor allem wurde davor gewarnt, von fremden Männern Geschenke anzunehmen, sich unter irgend einem Vorwand ins Auto locken zu lassen, mit ihnen zu gehen oder überhaupt nur mit ihnen zu sprechen. Die drohende Gefahr blieb im dunkeln; am Ende stand aber immer der Tod.

Inzwischen ist wohl den meisten Pädagogen klar, *wie* unrealistisch dieses Szenario war. Durch »fremde Männer«, um die es hier geht, also durch Sexualtäter, kommen in Deutschland im langjährigen Durchschnitt ca. zehn Kinder ums Leben. Damit handelt es sich um eine der seltensten Todesursachen. Die *realen* Gefahren durch Fremdtäter, die erheblich sind, bleiben auf diese Weise völlig unbeachtet.

Zunächst ist wieder eine Unterscheidung notwendig. Eine *Mißhandlung* durch Fremde liegt gewöhnlich dann vor, wenn ein Erwachsener sich in das Vertrauen eines Kindes einschleicht oder sich das Kind in irgendeiner Weise verpflichtet oder gefügig macht und die dadurch inszenierte Abhängigkeit des Kindes dann für seine Zwecke ausnutzt. Für seelische und/oder körperliche Mißhandlung oder Vernachlässigung ist das kaum vorstellbar, wohl aber für sexuelle Mißhandlung. Vor allem und in großem Stil geschieht das, wenn Kinder für Sexringe angeworben werden. Sexuelle Handlung mit diesen und auch zwischen diesen Kindern werden im allgemeinen gefilmt und als Pornovideos in pädophilen Kreisen verkauft. Das taucht bislang in keiner Statistik auf – aber z.B. sind in Norddeutschland seit 1992 mehrere solcher Sexringe aufgeflogen,

113 Z.B. Rahmenrichtlinien für die Grundschule. Hannover 1975, S. 58: Sachunterricht, 2.3.4.4 Rahmenthema: Sexualerziehung: »Die Schüler sollen lernen, sich ›falschen Kinderfreunden‹ gegenüber richtig zu verhalten.«

zu denen zahlreiche, angeblich zusammen mehrere hundert Kinder gehörten. In einigen Fällen sollen Schulklassen mit einem Drittel oder einem Viertel aller Kinder betroffen gewesen sein.

Sexuelle Mißhandlung durch (meist pädophile) Fremdtäter kommt auch in anderen Konstellationen vor, und der »gute Onkel«, der sich das Kind durch ein Geschenk oder eine Gefälligkeit verpflichtet oder sich in das Vertrauen eines Kindes einschleicht, existiert tatsächlich – obwohl er heutzutage natürlich nicht mehr mit Bonbons oder Schokolade lockt. Eher lockt er mit viel Zeit für das Kind, und die Mißhandlung beginnt nach Wochen und ganz allmählich, wenn er sich der Bindung des Kindes sicher sein kann!

- Wie verhalte ich mich, wenn jemand mir ein Angebot macht, scheinbar ohne eine Gegenleistung zu erwarten? Wie kann ich unterscheiden, ob das in Ordnung ist oder ob ich alarmiert sein sollte?
- Was könnten fremde Männer, fremde Frauen, fremde ältere Jugendliche von mir erwarten, und *das ist in Ordnung/nicht in Ordnung*?
- Woran erkenne ich einen *sexuellen* Übergriff? Was ist das Sexuelle daran?
- Was könnte ich tun, wenn ich plötzlich vermute, daß ein fremder Mann/eine fremde Frau/ein fremder älterer Jugendlicher einen sexuellen Übergriff plant?
- Wie könnte ich mich verhalten, wenn ich das *zu spät* bemerke oder wenn der Übergriff schon begonnen hat und ich nicht mehr entkommen kann?
- Wie könnte ich mich nach dem Übergriff verhalten, wenn dieser Mann, diese Frau, dieser ältere Jugendliche mich zur Geheimhaltung verpflichtet oder wenn ich versprochen oder geschworen habe, nichts zu sagen?
- An welche Person darf ich mich dann wenden? (Person ist möglichst zu benennen!)
- Was wird diese Person zu mir sagen, was wird sie unterneh-

men? (Mit der Person ist zu besprechen, daß das Kind sich in jedem Notfall an sie wenden kann, *ohne Vorwürfe befürchten zu müssen.*)

Es kommt natürlich leider auch vor, daß Kinder ins Gebüsch gezerrt oder in eine Wohnung verschleppt und dort vergewaltigt werden. Es handelt sich dann jeweils um Medienereignisse und wird dadurch weithin bekannt, kommt aber zum Glück nur selten vor.[114] Im Rahmen von CAPP (vgl. S. 196) wird kleinen Kindern dafür ein Schrei beigebracht, der sonor und aus dem Bauchraum heraus tönen soll. Ob sich jemals ein kleines Kind auf diese Weise vor einer drohenden Vergewaltigung retten konnte, ist nicht bekannt und erscheint mir zweifelhaft.

Ich meine, daß diese Warnung und dieses Verhaltenstraining eher unterbleiben sollten:

- Die reale Gefahr und die Angst, wenn kleine Kinder sich eine Vergewaltigung vorstellen, stehen in keinem angemessenen Verhältnis zueinander. Dazu kommt, daß ängstliche Kinder leichter zum Opfer von Gewalttaten werden als selbstbewußt auftretende Kinder.
- Das Verhaltenstraining könnte Kinder auch in falsche Sicherheit wiegen und falsche Vorstellungen von den realen Machtverhältnissen in solch einer gefährlichen Situation hervorrufen.

Ich halte »Weglaufen« für die einzige Chance, die Kinder in diesem Fall haben, und wenn ein Kind nicht von Angst völlig gelähmt ist, wird es das ohne besonderes Verhaltenstraining ohnehin versuchen.

---

114 Gerade darum werden die schrecklichen Ereignisse um die Kinderschänderbande des Marc Dutroux, die im August 1996 in Belgien aufgedeckt werden konnten, noch jahrzehntelang im Gedächtnis haften.

15.2.8 Ziele VII: Ziele, die besonders die Gefährdung durch verschiedene kriminelle Handlungen berücksichtigen

Noch häufiger sind Erfahrungen mit Fremdtätern, die Kinder überfallartig bedrängen, bedrohen oder berauben. In diese Kategorie gehören Exhibitionisten, Schläger und vor allem meist selbst noch jugendliche Räuber, die kleineren Kindern teure Markenkleidung oder Sportgeräte entreißen. So traumatisierend diese Erfahrung im einzelnen sein mag, so schlimm die Folgen auch sein mögen – bis hin zu schwerer Verletzung und Tod –, sind die psychischen Folgen (sofern das Kind überlebt) doch andere, als wenn das Kind die gleichen Erfahrungen mit einer Vertrauensperson machen muß. Am ehesten sind sie mit den Folgen eines schweren und eventuell sehr traumatisierenden Unfalls[115] zu vergleichen.

Wenn Sie sich in Ihrem Unterricht mit Fragen des Kinderschutzes befassen, sollten selbstverständlich auch diese Bedrohungen durch sexuelle Nötigung, Körperverletzung, Raub und kriminelle Handlungen aller Art nicht ausgespart werden.

- Was macht ein Exhibitionist? Was muß ich von ihm befürchten? Was kann ich tun, wenn mir ein Exhibitionist begegnet?
- An welchen Stellen unserer Stadt und zu welchen Zeiten drohen mir Gefahren durch Schläger und/oder Jugendbanden? Welche Gefahren sind das? Wie kann ich mich verhalten, um diese Gefahren zu verringern?
- Was könnte ich tun, wenn ich bemerke oder befürchte, daß ein Mann, eine Frau, ein älterer Jugendlicher mir etwas wegnehmen will?
- Wie kann ich mich verhalten, wenn ich das erst *zu spät* bemerke?

---

115 Vgl. S. 28.

– Was kann/soll ich danach tun, wenn der Räuber/die Räuberin fort ist?

Ich halte es für sinnvoll, daß Kinder sich in solchen Fällen an zufällige Passanten wenden, die trotz aller Berichte über die angebliche Unbezogenheit moderner Menschen sich in den meisten Fällen schützend vor die Kinder stellen werden. Selbstverständlich ist es auch sehr sinnvoll, um Hilfe zu rufen und die Polizei zu alarmieren.[116]

Über die Gefahren durch Schläger und Räuber sind die Kinder im allgemeinen recht gut informiert, da in diesen Fällen ein Zwang zur Heimlichkeit nicht existiert. Allerdings wird die Gefahr von den Kindern oft sehr überschätzt, die sich dann mit allen möglichen Gegenständen bewaffnen. Leider trägt das kaum zu ihrem Schutz vor den realen Gefahren bei und führt eher zur Eskalation von Konflikten zwischen den Kindern.

Das ist dann der Übergang vom kinderschutzorientierten Unterricht zu allgemeinen Aufgaben der Friedenserziehung und Umgang mit Aggressionen im zwischenmenschlichen Bereich.

15.2.9 Ziele VIII: Ziele für ältere Kinder und Jugendliche

Wie bereits thematisiert, muß die Verantwortung für den eigenen Schutz je nach körperlicher und psychischer Reife und auch intellektueller Begabung eines Kindes diesem ab ca. dem 13./14. Lebensjahr selbst übertragen werden (vgl. S. 227f.). Es benötigt jetzt grundsätzlich die gleichen Informationen über Institutionen wie Sie selbst, wenn Sie einen effektiven Kinderschutzunterricht machen wollen.[117]

---

116 Vielfach wird auch geraten, daß Kinder in Gefahr laut »Feuer« schreien sollten. Ob dies wirklich ein guter Rat ist, z.B. ob dieser Ruf auf dem Spielplatz, im Park und auf offener Straße wirklich ernst genommen wird, sollte noch überprüft werden.

117 Vgl. S. 126f., »Leitfaden«, und S. 172f. »Konsultation«.

Allerdings besteht die Gefahr, daß ähnlich wie schlecht geplanter Präventionsunterricht diese Art Informationsvermittlung dem mißhandelten Kind indirekt die Botschaft übermittelt, daß es für seine Mißhandlung selbst verantwortlich oder daran sogar schuldhaft beteiligt ist, wenn es nicht früher oder später aufdeckt! Es ist darum auch hier sehr wichtig, keinen Zweifel daran zu lassen, daß die alleinige Verantwortung für die Mißhandlung nach wie vor ausschließlich beim Täter liegt. Auch wenn ein Jugendlicher sehr bewußt oder sogar wohlüberlegt an seiner sexuellen Mißhandlung *beteiligt* ist, ist er dafür dennoch weder verantwortlich zu machen, noch ist er daran schuld! Auch ist deutlich zu machen, daß die weitere Beteiligung an solchen Übergriffen aus Verantwortlichkeit gegenüber dritten Personen, aus kluger Abwägung oder aus realistischer Einschätzung der eigenen Möglichkeiten erfolgen kann – in jedem Fall also aus nachvollziehbaren, anerkennenswerten und ehrenwerten Gründen.

Es besteht in diesem Alter auch zunehmend die Gefahr, daß Jugendliche ihre Mißhandlungen in aggressiver Weise ausagieren und selbst aktiv zu mißhandeln beginnen. Diese Jugendlichen sollten erfahren, daß Phantasien oder erste Gewalthandlungen in dieser Richtung unmittelbare Folge der erlittenen Mißhandlung sein können und nicht von allein aufhören! Wenn ihnen dies geschieht, *müssen* sie eine spezialisierte Beratungsstelle aufsuchen. Tun sie das *nicht*, sind sie dann für ihre eigenen Taten *selbst verantwortlich*.

In eingeschränktem Maße kann das auch gelten, wenn ein älterer Jugendlicher erkennt, daß zusätzlich andere, kleinere Kinder in die Mißhandlung einbezogen werden. Es ist aber zu berücksichtigen, daß die Urteilsfähigkeit des Jugendlichen durch die jahrelange Einwirkung des Mißhandlers in dieser Hinsicht so geschwächt sein kann, daß er das Unrecht nicht zu erkennen vermag oder daß er für sich keine Handlungsmöglichkeiten mehr sieht.

- Anschriften, Telefon, Öffnungszeiten spezialisierter Beratungsstellen.
- Name, Telefonnummer, Erreichbarkeit spezialisierter Professioneller, deren inhaltliche Zuständigkeit Sie in anonymer Konsultation (vgl. S. 172) und möglichst persönlichem Kontakt bereits erprobt haben (Beratungslehrer, Ärzte, Jugendamtsmitarbeiter, Rechtsanwälte).
- Unterschied zwischen *Beteiligung* an einer Mißhandlung und *Verantwortung* bzw. *Schuld*.
- Nachvollziehbare Gründe, die Jugendliche dazu veranlassen, ihre Mißhandlung weiterhin *nicht* aufzudecken.
- Mögliche Folgen einer früher erlittene oder noch andauernde Mißhandlung für die eigene Persönlichkeitsentwicklung. (Vgl. Ziele II, S. 231.)
- Folgen, derentwegen ein Jugendlicher sich möglichst sofort an eine spezialisierte Beratungsstelle wenden *muß*. (Auch schon bei Auftreten einschlägiger Phantasien!)
- Schuldhaftes Verhalten im Zusammenhang mit eigener erlittener Mißhandlung. (Wann beginnt die eigene Verantwortung?)

15.3 Methoden

Besondere Unterrichtsmethoden sind für den kinderschutzorientierten Unterricht nicht erforderlich. Wie z.B. auch für die Sexualerziehung handelt es sich um einen fächerübergreifenden Unterricht. Absprachen mit Kollegen sind sehr wünschenswert, aber sicher nicht in allen Fällen erreichbar.

Die eigene Vorbereitung für das aktuelle Schulhalbjahr könnte in einer Auswahl der Ziele sowie geeigneter Unterrichtsmaterialien bestehen. Eine Sammlung von einschlägigen Unterrichtsentwürfen dürfte in diesem Zusammenhang sehr nützlich sein. Im Literaturverzeichnis finden sich unter der Überschrift »Medien und Texte für den Unterricht« dazu:

- Grube/Wieneke 1991,
- May/Remus 1992 und
- Pich 1992,

die z.B. durch Anfragen bei

- DOKUMAT (Dokumentationsstelle für Unterrichtsmaterialien), Universität Hannover, Bismarckstraße 2, 30173 Hannover, Tel. 0511/7628315 Fax: 7628555; oder
- DRK – Deutsche Referenzbibliothek, Hüfferstraße 18, 48149 Münster, Tel.: 0251/4185425, Fax 4185426; oder
- Projekt »Sexueller Kindesmißbrauch«, p.A. Westfälische Wilhelms-Universität Münster, Institut für Forschung und Lehre für die Primarstufe, Fliednerstraße 21, 48149 Münster, Fax: 0251/839253

ergänzt werden können.

In den unteren Klassen wird sich der Unterricht häufig als Gelegenheitsunterricht anbahnen, z.B. im Morgenkreis oder Erzählkreis (vgl. S. 211). Daraus kann sich zu einzelnen Zielen dann durchaus eine Unterrichtsstunde oder sogar eine Unterrichtseinheit zu einem besonderen Thema ergeben, die an einem der folgenden Tage stattfinden sollte. Zum Beispiel: »Was sind *gute Eltern*?« (vgl. S. 234ff.) oder »Wer ist für mich *verantwortlich*?« (vgl. S. 229).

Unzweckmäßig erscheint mir lediglich, wenn der Unterricht zu Themen des Kinderschutzes als ganz besondere und ungewöhnliche Themenstellung hervorgehoben wird. Auch einen direkten Zusammenhang mit Aufklärungs- und/oder Sexualerziehungsunterricht halte ich für problematisch (vgl. S. 205).

Wichtig erscheint mir noch, daß die Grundhaltung des kinderschutzorientierten Unterrichts sehr sachlich ist. Es geht hier nicht um das Märchen von *Rotkäppchen und dem bösen Wolf*[118], mit aller Zuversicht, daß Rotkäppchen schließlich ge-

118 E. Frey hat nicht zufällig den »Bundesverein zur Prävention von sexuellem Mißbrauch an Mädchen und Jungen e.V.« ursprünglich, in Anlehnung an die amerikanische Kinderschutzorganisation, unter dem Namen »RotCAPPchen« gegründet.

rettet und der Wolf seiner gerechten Strafe zugeführt wird. Entsprechend gilt für die Ziele dieses Unterrichts,

- *Mitleid* mit dem armen, mißhandelten Kind ist ebenso zu vermeiden wie
- *Haß* oder *Wut* auf den Mißhandler oder jede Form von
- *Aufdeckungseuphorie* oder vorschnelle
- *Versprechungen* bezüglich Hilfe und Schutzmöglichkeiten.

Anhang

Mißhandlungsrisiko durch Verwandte

Folgende Überlegungen gehen in die Berechnung von Tabelle 11 (S. 105) ein. Die demographischen Daten sind grob geschätzt – es ist schon regional und von der ethnischen Herkunft und religiösen Zugehörigkeit sehr verschieden, mit welcher Wahrscheinlichkeit ein Mädchen einen Onkel hat, mit dem auch ein Besuchskontakt besteht. Niemand hat das erhoben – jedoch kann z.B. nach der allgemeinen Erfahrung angenommen werden, daß die Kinder einer alleinerziehenden Mutter selten Kontakt mit den *Geschwistern* des geschiedenen oder des Zahlvaters haben.

Als Verwandte werden in der Untersuchung von Finkelhor (1990) genannt:

- Vater,
- Stiefvater,
- Bruder,
- Großväter,
- Onkel,
- Cousin,

wobei für Cousins (Söhne der Geschwister der Eltern) wie für Brüder gilt, daß i.a. nur mindestens ca. vier Jahre ältere Jungen in Frage kommen (vgl. Tabelle 4: Altersdifferenz Täter/Opfer, S. 99).

Dann dürften ca. 60% der Kinder über einen leiblichen Vater mit mindestens sporadischem Besuchskontakt verfügen, ca. 30% der Kinder über einen Stiefvater (häufig über beide!). Für ca. 20% der Kinder dürfte solch eine väterliche Bezugsperson gar nicht existieren, an deren Stelle dann Freunde, WG-Mitglieder oder mehr oder weniger kurzzeitige Lebensgefährten der Eltern treten.

Über Großväter mit mehr oder weniger sporadischem Besuchskontakt verfügen sehr viele Kinder. Auch nach einer Trennung der Eltern muß der Kontakt mit den Großeltern des getrennt von den Kindern lebenden Elternteils nicht abreißen. So soll in dieser Schätzung davon ausgegangen werden, daß jedes Kind sich im Durchschnitt in Kontakt mit einem seiner Großväter befindet.

Jedes Kind verfügt gegenwärtig im Durchschnitt über ca. zwei Onkel. Die hohe Mobilität, durch Arbeitslosigkeit und Vereinigung noch verstärkt, und der nachlassende Zusammenhalt zwischen den erwachsenen Geschwistern läßt die Schätzung, daß im Durchschnitt jedes zweite Kind in regelmäßigem Besuchskontakt mit einem seiner Onkel steht, schon reichlich optimistisch erscheinen.

Da der Kontakt zwischen Cousins weitgehend von dem mit Onkel/Tante abhängt, soll davon ausgegangen werden, daß im Durchschnitt jedes zweite Kind Kontakt mit einem Cousin hat, der in der Hälfte der Fälle mindestens vier Jahre älter ist.

Unter Berücksichtigung von Tabelle 8 (Zeitraum der Mißhandlung: S. 102) läßt sich nun das Risiko eines Kindes, von einem Verwandten über einen längeren Zeitraum sexuell mißhandelt zu werden, grob abschätzen.

Literaturverzeichnis

Literatur für den vorliegenden Text

Arbeitskreis »Das mißhandelte Kind«. Redaktion: Jutta Breidert, Anne Busch, Steffen Hildebrand, Lisa Cerny, Ursula Enders, Jutta Gloeckner: Leitfaden für Fachkräfte in Kindertageseinrichtungen und in Schulen zum Umgang mit dem Verdacht der körperlichen Mißhandlung. Die eigenen Schritte planen – überlegt handeln. Köln 1994

Armstrong, L.: Kiss Daddy Goodnight. Aussprache über den Inzest. Mit einem Nachwort von Alice Miller. Frankfurt a.M.: Suhrkamp 1985. Suhrkamp Taschenbuch 995 (erstmals: New York 1978)

Baumgardt, U.: Kinderzeichnungen – Spiegel der Seele. Kinder zeichnen Konflikte ihrer Familien. Zürich: Kreuz-Verlag 1985

Beiderwieden, J./Windaus, E./Wolff, R.: Jenseits der Gewalt. Hilfen für mißhandelte Kinder. Basel/Frankfurt a. M.: Stroemfeld 1986

Bundesministerium für Familie und Senioren (Hrsg.): Kindesmißhandlung. Erkennen und Helfen. Bonn 1993, erstmals 1979

Bernecker, A./Wolff, R.: Kinder im Familienkonflikt. Verstehen und Helfen. Berlin 1985

Bilsky, W./Pfeiffer, C./Wetzels, P.: Persönliches Sicherheitsgefühl, Angst vor Kriminalität und Gewalt, Opfererfahrung älterer Menschen – Deskriptive Analysen. Interne (erste) Ergebnisdokumentation. Kriminologisches Forschungsinstitut Niedersachsen e.V., Lützerodestr. 9, 30161 Hannover, 1992/1993

Bornemann, E.: Sex im Volksmund. Der obszöne Wortschatz der Deutschen. Wörterbuch von A–Z. Reinbek b. Hamburg: Rowohlt Sachbuch rororo 6852 1979, erstmals: 1971

Braun, G.: Ich sag' NEIN. Arbeitsmaterialien gegen den sexuellen Mißbrauch an Mädchen und Jungen. Mülheim: Verlag an der Ruhr, Alexanderstraße 54, 45472 Mülheim, 1989. 9. überarbeitete Auflage 1992

Britton, H. L./O'Keefe, M. A.: Use of Nonanatomic Dolls in the Sexual Abuse Interview. Child Abuse & Neglect Vol.15, No. 4, 1991

Bullens, R.: Täterarbeit in den Niederlanden. Zusammenfassung eines

Referats in: »Informationsdienst Kindesmisshandlung und -vernachlässigung« Nr. 3, 9/94, S. 17f.
Cooper, S.J.: New Strategies for Free Children. Child Abuse Prevention for Elementary School Children. Ohio 1991. Zu beziehen über: The National Assault Prevention Center, Box 02005, Columbus, Ohio 43202, USA.
Disbrow, A./Doerr, H./Caufield, C.: Measuring the components of parents' potential for child abuse and neglect. In: Child Abuse and Neglect, Vol. 1, 1977, S. 279–296
Dorsch, G.: Die Konvention der Vereinten Nationen über die Rechte des Kindes. Berlin: Duncker & Humblot 1994
Egger, B.: Bilder verstehen. Wahrnehmung und Entwicklung der bildnerischen Sprache. Bern: Zytglogge Verlag 1984 – Zytglogge Werkbuch
Engfer, A.: Kindesmißhandlung. Ursachen – Auswirkungen – Hilfen. Stuttgart: Enke 1986
Fastie, F.: Zeuginnen der Anklage. Die Situation sexuell mißbrauchter Mädchen und junger Frauen vor Gericht. Berlin: Orlanda 1994
Fegert, J.M.: Sexuell mißbrauchte Kinder und das Recht. Bd. 2. Ein Handbuch zu Fragen der kinder- und jugendpsychiatrischen und psychologischen Untersuchung und Begutachtung. Köln: Volksblatt Verlag 1993
Fegert, J.M./Mebes M.: Sexueller Mißbrauch an kleinen Mädchen und Jungen. Anatomisch korrekte Puppen als Hilfsmittel für Therapie und Diagnostik. Berlin: Donna Vita 1990
Finkelhor, D.: The international epidemiology of child sexual abuse. In: Child Abuse and Neglect Vol. 18, No. 8, May 1994, S. 409–417
Finkelhor, D.: Sexual abuse in an national survey of adult men and women. Prevalence, characteristics, and risk faktors. In: Child Abuse and Neglect Vol. 14, No. 1 1990, S. 19–28
Forehand, R./Scarboro, M.E.: An analysis of children's oppositional behavior. Journal of Abnormal Child Psychology 3 (1975), S. 27–31
Fromuth, M.E./Burkhardt, B.R.: Childhood Sexual Victimization Among College Men: Definitional and Methodological Issues. In: Violence and Victims 2, 1987
Fürniss, T.: Protokollnotizen aus folgenden Veranstaltungen:
Multiprofessionelle Kooperation bei sexueller Mißhandlung von Kindern, Berlin 1990
Aufdeckung und Therapie von sexueller Kindesmißhandlung, Münster 23/24.10.1992
Gil, D.G.: Violence against children. Physical child abuse in the United States. Cambridge, Mass./London, England: Harvard University Press 1975, erstmals 1970

Grube, I./Wieneke, H.: Kinder sind Realisten. Präventive Arbeit zu sexuellem Mißbrauch. Hamburg: Kinderschutzzentrum 1991. Erhältlich über folgende Adresse: Kinderschutzzentrum Hamburg, Emilienstr. 78, 20259 Hamburg 20

Hensch, T./Teckentrup., G.: Schreie Lautlos. Mißbrauch in Therapien. Freiburg: Kore 1993

Herrenkohl, E.C. u.a.: Perspectives on the intergenerational transmission of abuse. In: Finkelhor, D. u.a.: The dark side of families. London 1983, S. 303–316. Zitiert nach: Engfer, A.: Kindesmißhandlung. Ursachen – Auswirkungen – Hilfen. Stuttgart: Enke 1986, S. 50

Heyne, C.: Tatort Couch. Zürich: Kreuz Verlag 1991

Hirsch, M.: Realer Inzest. Berlin: Springer 1990, erstmals: 1987

Hunter, R.S./Kilstrom, N: Breaking the cycle in abusive families. Amer. J. Psychiat. 136 (1979) S. 1320–1322. Zitiert nach: Engfer, A.: Kindesmißhandlung. Ursachen – Auswirkungen – Hilfen. Stuttgart: Enke 1986, S. 50

Julius, H./Boehme, U.: Sexueller Mißbrauch an Jungen. Eine kritische Analyse des Forschungsstandes. Bibliotheks- und Informationssystem der Universität Oldenburg 1994

Justice, In: Justice, B./Justice, R.: The abusing familiy. New York 1976. Zitiert nach: Bundesministerium für Familie und Senioren (Hrsg.): Kindesmißhandlung. Erkennen und Helfen. Bonn 1993, erstmals 1979, S. 32

Kendall-Tackett, K. A.: Beyond Anatomical Dolls. Professionals' Use of Other Play Therapy Techniques. Child Abuse & Neglect Vol. 16 No. 1 1992

Köttgen, U.: Kindesmißhandlung und Vernachlässigung. In: Opitz. H./Schmidt, F. (Hrsg.): Handbuch der Kinderheilkunde. Bd. 8,1. Berlin u.a. 1969, S. 992–1002

Krutzenbichler, H.S./Essers, H.: Muß denn Liebe Sünde sein? Über das Begehren des Analytikers. Freiburg: Kore-Verlag 1991

Kürner, P./Nafroth, R. (Hrsg.): Die vergessenen Kinder. Vernachlässigung und Armut in Deutschland. Köln: PapyRossa 1994

Larrance, D.T./Twentyman, T.: Maternal attributions and child abuse. J. Abnorm. Psychol. 92 (1983) S. 449–457. Zitiert nach: Engfer, A.: Kindesmißhandlung. Ursachen – Auswirkungen – Hilfen. Stuttgart: Enke 1986, S. 105

Lewin, K.: Die psychologische Situation bei Lohn und Strafe. Darmstadt: Wissenschaftliche Buchgesellschaft, 1964 (erstmals 1931)

Martin, H.P.: Which children get abused? High risk factors in the child. In: Martin, H.P. (Hrsg.): The abused child. A multidisciplinary approach to developmental issues und treatment. Cambridge, Mass. 1976. Zitiert nach: Bundesministerium für Familie und Senioren (Hrsg.): Kindesmißhandlung. Erkennen und Helfen. Bonn 1993, erstmals 1979, S. 32

Martinius, J./Frank, R. (Hrsg.): Vernachlässigung, Mißbrauch und Mißhandlung von Kindern. Erkennen – bewußt machen – helfen. Bern: Huber, 1990

Masson, J. M.: Was hat man dir, du armes Kind, getan? Sigmund Freuds Unterdrückung der Verführungstheorie. Reinbek b. Hamburg: Rowohlt rororo 8087, 1986 (erstmals 1984)

Miller, A.: Das Drama des begabten Kindes. Frankfurt a.M.: Suhrkamp 1979

Miller, A.: Am Anfang war Erziehung Frankfurt a .M.: Suhrkamp 1980

Miller, A.: Du sollst nicht merken. Frankfurt a.M.: Suhrkamp 1981

Milner, J. S. : The Child Abuse Potential Inventory Manual (2nd ed.). Webster 1980

Patterson; G.R.: A performance theory for coercive family interaction. In: Cairns, R.B. (Hrsg.): The analysis of social interactions: methods, issues, and illustrations, Hillsdale/N.J. 1979. Zitiert nach: Engfer, A.: Kindesmißhandlung. Ursachen – Auswirkungen – Hilfen. Stuttgart: Enke 1986, S. 97–103

Pope, K.S./Bouhoutsos, J.B.: Als hätte ich mit einem Gott geschlafen. Hamburg: Hoffmann & Campe 1992

Rahmenrichtlinien für die Grundschule: Hannover 1975

Rutschky, R.: Erregte Aufklärung. Kindesmißbrauch: Fakten und Fiktionen, Klein-Verlag, Hamburg 1992

Rutschky, K./Wolff. R.: handbuch sexueller mißbrauch. Hamburg: Klein-Verlag 1994

Stanzel, G.: Reden macht sehend – Schweigen hält blind. Sexueller Mißbrauch an Mädchen – Dagegenhandeln in der Schule. In: Enders-Dragässer, U./Fuchs, C. (Hrsg.): Frauensache Schule. Aus dem deutschen Schulalltag: Erfahrungen, Analysen, Alternativen. Frankfurt a.M.: Fischer TB 4733, 1990

Steele, B./Pollock E.: Eine psychiatrische Untersuchung von Eltern, die ihre Säuglinge und Kleinkinder mißhandeln. In: Helfer, R./Kempe, S. H. (Hrsg.): Das geschlagene Kind. Frankfurt a.M.: Suhrkamp 1978, erstmals 1968, S. 161–243

Steinhage, R.: Sexuelle Gewalt – Kinderzeichnungen als Signal. Reinbek b. Hamburg: Rowohlt 1992

Trube-Becker; E.: Gewalt gegen das Kind. Vernachlässigung, Mißhandlung, sexueller Mißbrauch und Tötung von Kindern. Heidelberg: Kriminalistik Verlag 1982

Ullrich, W.: Die Kindesmißhandlung in strafrechtlicher, kriminologischer und gerichtsmedizinischer Sicht. Neuwied 1964

Verres, R./Sobez, I.: Ärger, Aggression und soziale Kompetenz. Stuttgart: Klett-Cotta 1980

Wegner, G.: Auswirkungen eigener Mißhandlungserfahrungen als Kind auf das Erziehungsverhalten von Erwachsenen. Untersuchung an Eltern von Kindern zweier Schulklassen einer Integrierten Gesamtschule. Göttingen: Institut für Psychologie der Universität Göttingen 1989, Diplomarbeit

Widlöcher, D.: Was eine Kinderzeichnung verrät. Frankfurt: Fischer TB (Geist und Psyche 42254) 1984. (Original: Brüssel 1965, französisch)

Wolff, R.: Gewalt in der Familien. In: Feldmann-Bange, G./Krüger, K.-J. (Hrsg.): Gewalt und Erziehung. Bonn: Psychiatrie-Verlag 1986

Wolff, R.: Kindesmißhandlung als ethnopsychische Störung. In: Bernekker, A./Merten, W./Wolff, R. (Hrsg.): Ohnmächtige Gewalt. Kindesmißhandlung: Folgen der Gewalt – Erfahrungen und Hilfen. Reinbek b. Hamburg: Rowohlt 1982

Wyre, R./Swift, A.: Und bist du nicht willig ... Die Täter. Köln: Volksblatt-Verlag 1991

Weitere wichtige Fachliteratur zum Thema Kindesmißhandlung

Adams, C./Fay, J.: Ohne falsche Scham. Wie Sie Ihr Kind vor sexuellem Mißbrauch schützen können. Reinbek b. Hamburg: Rowohlt rororo Sachbücher »Mit Kindern leben« 8498, 1989

Amendt, G./Schwarz, M.: Das Leben unerwünschter Kinder. Frankfurt a.M. 1992, Fischer-TB 11079

Aries, P.: Geschichte der Kindheit. München 1975 (erstmals 1962)

Backe, L. u.a. (Hrsg.): Sexueller Mißbrauch von Kindern in Familien. Köln: Deutscher Ärzte-Verlag, 1986

Bange, D.: Auch Frauen mißbrauchen Kinder. Wenig beachtet und doch eine Tatsache. pro familia magazin 3/90

Bass, E. /Davis, L.: Trotz allem. Wege zur Selbstheilung für sexuell mißbrauchte Frauen. Berlin: Orlanda Frauenverlag, 1990 (erstmals 1988)

Baurmann, M.: Sexualität, Gewalt und die Folgen für das Opfer. Zusammengefaßte Ergebnisse aus einer Längsschnittuntersuchung bei Opfern von angezeigten Sexualkontakten. Wiesbaden: Bundeskriminalamt, 1985 (erstmals 1982)

Besems, T./ Vogt, G.V.: Wo Worte nicht reichen – Therapie m. Inzest-Betroffenen. München: Kösel 1990

Besten, B.: Sexueller Mißbrauch und wie man Kinder davor schützt. München: Beck (TB BsR 445), 1991

Braecker, S./Wirtz-Weinrich, W.: Sexueller Mißbrauch an Mädchen und Jungen. Handbuch für Interventions- und Präventionsmöglichkeiten. Weinheim: Beltz 1992 (2. Auflage), Beltz-Praxis, 1992 (erstmals 1991)

Broeck, J. van den: Verschwiegene Not: Sexueller Mißbrauch an Jungen. Zürich: Kreuz, 1993

Burger, E./Reiter, C.: Sexueller Mißbrauch von Kindern und Jugendlichen. Stuttgart: Kohlhammer, Schriftenreihe des Bundesmin. f. Familie und Senioren, Nr. 19, 1993

Büscher, U./Gegenfurtner, M./Keukens, W./ Heid, H. (Hrsg.): Dokumentation der Fachtagung: Sexueller Mißbrauch von Kindern und Jugendlichen. Hilfen für Opfer und Täter. Magdeburg: Westarp Wissenschaften 1991

Büscher, U./Gegenfurtner, M./Keukens, W./ Heid, H. (Hrsg.): Sexueller Mißbrauch von Kindern und Jugendlichen. Beiträge zur Ursache und Prävention. Magdeburg: Westarp Wissenschaften 1991

Cirillo, S. /Blasio, P. di: Familiengewalt. Ein systemischer Ansatz. Stuttgart:Klett-Cotta, 1991

Covitz, J.: Der Familienfluch. Seelische Kindesmißhandlung. Olten/Freiburg i.B.: Walter, 1992 (erstmals 1986)

Deutscher Kinderschutzbund e.V. (Hrsg.): Das ist unser Geheimnis. Sexuelle Ausbeutung von Kindern – Bedingungen, Familiendynamik, Handlungsfelder. Sonderdruck aus »Kinderschutz aktuell« 2/89

Döpp, H.-J.: Sex mit Erwachsenen – gut für Kinder? Zur Pädophiliediskussion. päd.extra 7/79

Enders, U. (Hrsg.): Zart war ich, bitter war's. Sexueller Mißbrauch an Mädchen und Jungen. Erkennen – Schützen – Beraten. Köln: Volksblatt Verlag, 1990

Enders-Dragässer, U./Fuchs, C. (Hrsg.): Frauensache Schule. Aus dem deutschen Schulalltag: Erfahrungen, Analysen, Alternativen. Frankfurt a.M.: Fischer TB 4733, 1990

Ernst, A./Stampfel, S. : Kinderreport. Wie Kinder in Deutschland leben. Kiepenheuer und Witsch, 1991

Ertel, Ch./Neidhard, W. (Hrsg.): Unterricht mit Kindern in Not. Lehrer helfen ihren schwierigen Kindern. Bad Heilbrunn: Klinkhardt 1994

Frei, K.: Sexueller Mißbrauch – Schutz durch Aufklärung. Ravensburg: Ravensburger Buchverlag, 1993

Fürniss, T.: Sexueller Mißbrauch von Kindern. Ein multidisziplinäres Handbuch. Göttingen: Ottiger-Hogrefe 1992

Gegenfurtner, M./Keukens, W. (Hrsg.): Sexueller Mißbrauch von Kindern und Jugendlichen. Magdeburg: Westarp-Verlag 1992, erstmals 1986

Glöer, N./Schmiedekamp-Böhler, I.: Die verlorene Kindheit. Jungen als Opfer sexueller Gewalt. München: Kunstmann Verlag – Frauenbuchverlag, 1990

Gründer, M./Kleiner, R./Nagel, H.: Wie man mit Kindern darüber reden kann. Ein Leitfaden zur Aufdeckung sexueller Mißhandlung. Freiburg: Herder 1994, Spektrum 4251

Günther, R./Kavemann, B./Ohl, D./Thürmer-Rohr, Ch.: Modellprojekt Beratungsstelle und Zufluchtswohnung für sexuell mißbrauchte Mädchen von »Wildwasser«. Abschlußbericht der wissenschaftlichen Begleitung. Stuttgart u.a.: Kohlhammer 1991. Schriftenreihe des Bundesministeriums für Frauen und Jugend, Bd. 10 Hrsg.: Das Bundesministerium für Frauen und Jugend, 53170 Bonn

Haug, F./Holzkamp, K. u.a.: Sexueller Mißbrauch. Widersprüche eines öffentlichen Skandals. Hamburg: Argument-Verlag 1994 (Forum Kritische Psychologie Nr. 33)

Helfer, R.E./Kempe, C.H. (Hrsg.): Das geschlagene Kind. Frankfurt a. M.: Suhrkamp tbw 247, 1978 (erstmals 1968)

Heyne, C.: Täterinnen Offene und versteckte Aggressionen von Frauen. Stuttgart: Kreuz-Verlag 1993 (als Knaur TB 1995)

Honig, M.-S. : Kindesmißhandlung. Ursachen – Auswirkungen – Hilfen. München: Juventa, 1982

Janshen, D. (Hrsg.): Sexuelle Gewalt. Die allgegenwärtige Menschenrechtsverletzung. Frankfurt a.M.: 2001, 1991

Johns, I.: Zeit allein heilt nicht. Sexuelle Kindesmißhandlung – wie wir schützen und helfen können. Herder: Spektrum 4216, 1993

Jungjohann, E.: Kinder klagen an. Angst, Leid und Gewalt. Frankfurt a.M.: Fischer TB 10747, 1991

Jäckel, K.: Komm mein liebes Rotkäppchen … Kindesmißbrauch – Wer sind die Täter? Argon-Verlag, 1994

Kempe, R.S./Kempe, H.C.: Kindesmißhandlung. Stuttgart: Klett-Cotta, 1980 (erstmals 1978)

Kinderkommission im Deutschen Bundestag: Sachverständigenanhörung zur Kinderpornographie. Bonn 1990

Kirchhoff, S. : Sexueller Mißbrauch vor Gericht. Band 1: Beobachtung und Analyse. Leverkusen. Leske und Budrich, 1994

Klees, K.K.: Mädchenförderung und antisexistische Jungenpädagogik. Prävention sexueller Gewalt gegen Kinder in der Schule. In: Erträge der Frauenforschung für die Lehrerinnenbildung, Bad Heilbrunn: Klinkhardt 1993

Klees, K.K.: Sexuelle Gewalt gegen Kinder (k)ein Thema für die Lehramtsausbildung? In: Hans-Rudof Becher/Jürgen Bennack (Hrsg.): Taschenbuch Grundschule, Baltmannsweiler: Schneider, 1993
Kutchinsky, B.: Sexueller Mißbrauch von Kindern. Verbreitung, Phänomenologie und Prävention. Zeitschrift für Sexualforschung, 1991
Lautmann, R.: Die Lust am Kind. Portrait des Pädophilen. Hamburg: Klein 1994
Lison, K./Poston, C.: Weiterleben nach dem Inzest. Traumabewältigung und Selbstheilung. Hamburg: Hoffmann & Campe, 1989
Maltz, W.: Sexual Healing. Ein sexuelles Trauma überwinden. Reinbek b. Hamburg: Rowohlt TB 9326, 1993 (erstmals 1991)
Mause, L. de (Hrsg.): Hört ihr die Kinder weinen. Eine psychogenetische Geschichte der Kindheit. Frankfurt a.M.: Suhrkamp TB stw 339, 1982 (erstmals 1974)
Mebes, M./Jeuck, G.: Sucht. Schriftenreihe Sexueller Mißbrauch, Bd. 2. Ruhnmark: Donna Vita, 1989
Nitsche, S. /Voss, A. (Hrsg.): Sexueller Mißbrauch. Berlin: Donna Vita, 1990
Osnowski, R./Marquardt, C.: Sexuell mißbrauchte Kinder und das Recht, 2. Bd. Köln: Volksblatt Verlag, 1993
Outsem, R. Van: Sexueller Mißbrauch an Jungen. Berlin: Donna Vita Verlag, 1993
Petri, H.: Erziehungsgewalt. Zum Verhältnis von persönlicher und gesellschaftlicher Gewaltausübung in der Erziehung. Frankfurt a. M.: Fischer TB Sozialwissenschaft 6639, 1989
pro familia magazin 2/89: Themenheft: Sexueller Mißbrauch
pro familia magazin 3/95: Themenheft: Täter/innen und Therapie
pro familia magazin 4/91: Themenheft: Gewalt in der Familie
pro familia magazin 5/87: Themenheft: Verbotene Sexualität
Rensen, B.: Fürs Leben geschädigt. Sexueller Mißbrauch und seelische Verwahrlosung von Kindern. Stuttgart: TRIAS 1992 (erstmals 1990)
Rijnaarts, J.: Lots Töchter. Über den Vater-Tochter-Inzest. München: dtv 15087, 1991 (erstmals 1987)
Senn, Ch./The G. Allen Roeher Institute: Gegen jedes Recht. Sexueller Mißbrauch und geistige Behinderung. Ruhnmark: Donna Vita, 1994
Steinhage, R.: Sexueller Mißbrauch an Mädchen. Ein Handbuch für Beratung und Therapie. Reinbek b. Hamburg: Rowohlt TB 8582, 1989
Tavris, C.: Der Streit um die Erinnerung. In: Psychologie heute, 6/94
Thönnissen, A./Meyer-Andersen, K.: Kinderschänder. Das geheime Geschäft mit der Kinderpornographie. München: Goldmann TB 12394, 1992 (erstmals 1990)
Wirtz, U.: Seelenmord. Inzest und Therapie. Zürich: Kreuz Verlag, 1989

Zenz, G.: Kindesmißhandlung und Kindesrechte. Erfahrungswissen, Normstruktur, Entscheidungsrationalität. Frankfurt a. M.: Suhrkamp stw 362, 1981 (erstmals 1979)

Medien und Texte für den Unterricht

Aktion Jugendschutz (Hrsg.): »Jenny sagt NEIN«. Eine Broschüre für Kinder zum sexuellen Mißbrauch. Stuttgart o.J. Das Bilderbuch ist erhältlich über: Aktion Jugendschutz (ajs), Stafflenbergstr. 44, 70184 Stuttgart

Baumann, C./Del Monte, M.: Lena hat Angst. Geschichte eines sexuellen Mißbrauchs. Ruhnmark: Donna Vita 1994

Bieler, M.: Still wie die Nacht. Memoiren eines Kindes. Hamburg: Hoffmann & Campe, 1989

Braun, G.: Ich sag' NEIN. Arbeitsmaterialien gegen den sexuellen Mißbrauch an Mädchen und Jungen. Mülheim: Verlag an der Ruhr, PF 102251, Alexanderstraße 54, 45422 Mülheim

Chase, T.: Aufschrei. Bergisch-Gladbach 1991

Dirks, L.: Die liebe Angst. Reinbek: Rowohlt, rororo 122265, 1989

Dorpat, C.: Welche Frau wird so geliebt wie Du? Berlin: Rotbuchverlag, 1982

Enders, U./Stumpf, J.: Mütter melden sich zu Wort. Sexueller Mißbrauch an Mädchen und Jungen. Köln: Volksblatt-Verlag, 1991

Fraser, S.: Meines Vaters Haus. Die Geschichte eines Inzests. Düsseldorf: Claassen, 1988

Glade-Hassenmüller, H.: Gute Nacht, Zuckerpüppchen. Recklinghausen: Georg Bitter Verlag, 1990 (erstmals 1989)

Grube, I./Wieneke, H.: Kinder sind Realisten. Präventive Arbeit zu sexuellem Mißbrauch. Hamburg: Kinderschutzzentrum 1991. Erhältlich über folgende Adresse: Kinderschutzzentrum Hamburg, Emilienstr. 78, 20259 Hamburg 20

Howard, E.: Lilians Geheimnis. Wien 1988

Irwin, H.: Liebste Abby. Weinheim 1988

Jenny sagt »Nein«. Eine Broschüre für Kinder zum sexuellen Mißbrauch. Stuttgart: Aktion Jugendschutz (ajs), Stafflenbergstr. 44, 70184 Stuttgart, 1991

KehoE, P./Deach, C.: Wenn ich darüber reden könnte … Eine Geschichte um sexuellen Mißbrauch. Ruhnmark: Donna Vita, 1991

Kühn, F.: Es fing ganz harmlos an. Freiburg: Herder, 1990

Lappe, K./Schaffrin, I./Timmermann, E.: Prävention von sexuellem Mißbrauch. Ruhnmark: Donna Vita, 1994

Lundgren, M.: Das kleine Drachenmädchen. Ruhnmark: Donna Vita 1994 (erstmals 1992)
May, A./Remus, N.: »Sexueller Mißbrauch« in der Praxis der Oberschule … und dann kommt Licht in das Dunkel des Schweigens … Berlin: Verlag de Jonglerie Lüft KG, Hasenheide 54, 10967 Berlin, 1992
Mebes, M./Sandrockh, L.: Kein Anfassen auf Kommando. Ruhnmark: Donna Vita 1991
Mebes, M./Sandrockh, L.: Kein Küßchen auf Kommando. Ruhnmark: Donna Vita 1989
Mebes, M./Wagendristel, E.: Kathrins Geheimnis. Ruhnmark: Donna Vita 1991
Moggach, D.: Rot vor Scham. Geschichte einer zerstörten Unschuld. Reinbek: Rowohlt, 1985
Pape, I.: In meiner Gruppe: Ein Kind wird von seinem Vater mißhandelt. In: Theorie und Praxis der Sozialpädagogik, Heft 4, 1987, 1987
Pich, H.: »Hau ab, du blöder Affe!« Prävention in der Grundschule. Eine Unterrichtseinheit zum Thema sexueller Mißbrauch an Mädchen und Jungen. Oldenburg: Wildwasser, Kaiserstraße 19, 26122 Oldenburg, o.J. (1992)
Rochefort, C.: Die Tür dahinten. Frankfurt a.M.: Suhrkamp, 1990
Rodrian, I.: Vielliebchen. Reinbek b. Hamburg: Rowohlt 1991, rororo thriller 2956, 1991 (erstmals 1990)
Spring, J.: Zu der Angst kommt die Scham. München: Kösel, 1988
Steenfatt, M.: Nele. Ein Mädchen ist nicht zu gebrauchen. Reinbek: Rowohlt TB, 1986
Talbert, M.: Das Messer aus Papier. Kevelaer: Anrich, 1989
Wachter, O.: Heimlich ist mir unheimlich. Ruhnmark: Donna Vita, 1992 (erstmals 1985)
Walker, A.: Die Farbe Lila. Reinbek: Rowohlt, Frau aktuell, 1984

Informationsquellen und Literaturlisten

Es folgen Anschriften und Texte, durch die Sie bei Bedarf weitere Literaturangaben und weiter gehende Information erhalten können:

Arbeitskreis gegen sexuelle Gewalt an Mädchen und Jungen Tabu e.V.: Kontakt- und Informationsstelle, Löwestr. 3, 10249 Berlin

Arbeitsstelle Jugendschutz (AJS): Stuttgart: Aktion Jugendschutz (ajs), Stafflenbergstr. 44, 70184 Stuttgart. Gibt z.B. heraus: Gewalt gegen Kinder. Motivationstext für Erzieher, Lehrer … 1991

Bundesarbeitsgemeinschaft Kinder- und Jugendschutz, Emeranusstr. 32, 55116 Mainz (Zentrale aller deutschen »ajs« = Arbeitsgemeinschaft Jugendschutz)

Bundeskonferenz für Erziehungsberatung e.V., 90763 Fürth, Amalienstr. 6.: Führt Fortbildungsveranstaltungen zum Thema »Kindesmißhandlung« durch

Bundesministerium für Frauen und Jugend, Öffentlichkeitsreferat/Broschürenstelle, 53107 Bonn. Gibt z.B. heraus: Statistisches Material zu »Gewalt gegen Kinder«, 1993; Literaturliste; Informationsmaterial; Keine Gewalt gegen Kinder. Signale sehen – Hilferufe hören. Besteladresse: Dynewski-PR GmbH, Königswinterer Str. 705, 53227 Bonn, 1994 (erstmals 1992)

Bundesverein zur Prävention von sexuellem Mißbrauch an Mädchen und Jungen e.V., p.A. Donna Vita, Postfach 5 – Post Husby, 24973 Ruhnmark. Gibt regelmäßig Infobrief heraus

Büscher, U./Gegenfurtner, M./Keukens, W./ Heid, H. (Hrsg.): Sexueller Mißbrauch von Kindern und Jugendlichen. Beratungs- und Anlaufstellen in Nordrhein-Westfalen. Magdeburg: Westarp Wissenschaften 1991

Der Bundesminister für Jugend, Familie, Frauen und Gesundheit: Bericht über die Problembereiche »Gewalt gegen Kinder« und »Kinderpornographie« Bonn, 1990

Deutsche Gesellschaft gegen Kindesmisshandlung und -vernachlässigung (DGgKV) e.V., p.A. Universität Hannover, Bismarckstraße 2, 30173 Hannover, Tel. und Fax: 0511/9524039. Gibt regelmäßig »*Informationsdienst* Kindesmißhandlung und -vernachlässigung« heraus

Deutscher Kinderschutzbund e.V. (Hrsg.), Drostestr. 14–16, 30161 Hannover: Gibt z.B. heraus: Wenn Eltern zuschlagen. Gesellschaftliche Voraussetzungen und Bedingungen der Kinderschutzarbeit. 1985

Dokumat (Dokumentationsstelle für Unterrichtsmaterialien), Universität Hannover, Bismarckstraße 2, 30173 Hannover, Tel. 0511/7628315 Fax: 7628555

Donna Vita, 1991, Postfach 5 – Post Husby, 24973 Ruhnmark. Gibt außer einem (sehr umfangreichen) Verlagskatalog zum Thema »Kindesmißhandlung« auch ein aktuelles Verzeichnis der Anlaufstellen in Deutschland für Opfer sexueller Mißhandlung heraus

DRK – Deutsche Referenzbibliothek, Hüfferstraße 18, 48149 Münster, Tel.: 0251/4185425, Fax 4185426 (es handelt sich um die Deutsche Referenzbibliothek für das Thema »Kindesmißhandlung«)

Hessisches Ministerium für Jugend, Familie und Gesundheit, Dostojewskistr. 4, 65187 Wiesbaden. Gibt z.B. heraus: Hoffmann-Volz, U.: Behütete Verbrechen. Ein Reader gegen körperliche, sexuelle und psychische Mißhandlung von Kindern. 1993

Kreisverwaltung/Frauenbeauftragte: z.B. Botens, V.: Sexuelle Gewalt gegen Kinder. Eine Broschüre zum Problem des sexuellen Mißbrauchs im Main-Taunus-Kreis, 1990 (ähnliche Schriften werden in vielen Kreisen herausgegeben; rufen Sie die Frauenbeauftragte an)

Landesstelle Jugendschutz Niedersachsen, Leisewitzstr. 26, 30175 Hannover

Männer gegen Männer-Gewalt, Mühlendamm 66, 22087 Hamburg, Tel.: 040/2201277 (es handelt sich um eine Anlauf- und Informationsstelle für Männer mit Gewaltproblemen)

Pro Familia, Landesverband Niedersachsen, Steintorstraße 6, 30159 Hannover. Gibt sehr viel Material heraus, außerdem eine vorzügliche Medienliste Sexualpädagogik

Pro Familia Vertriebsgesellschaft, Niddastr. 76, 60329 Frankfurt a.M., Tel.: 069/251930, Fax 069/237227. Der Katalog entspricht zugleich einer aktuellen Literatur- und Medienliste

Projekt »Sexueller Kindesmißbrauch«, p.A. Westfälische Wilhelms-Universität Münster, Institut für Forschung und Lehre für die Primarstufe, Fliednerstraße 21, 48149 Münster, Fax: 0251/839253 (hier wird eine Sammlung von Unterrichtshilfen aufgebaut)

Senatsverwaltung für Frau, Jugend und Familie, Am Karlsbad 8–10, 10785 Berlin. Gibt z.B. heraus: Perspektiven zum Kinderschutz in Berlin. Rundbrief 2/90

Weißer Ring e.V, Infoservice, Weberstraße 16, Postfach 261355, 55130 Mainz. Gibt z.B. heraus: Sexueller Mißbrauch an Mädchen und Jungen. Fakten – Hilfen – Vorbeugung. Mainz: 1992

Zentralstelle für psychologische Information und Dokumentation (ZPID), p.A. Universität Trier, 54286 Trier, gibt z.B. heraus: Kindesmißhandlung und sexueller Mißbrauch von Kindern. Spezialbibliographie deutschsprachiger psychologischer Literatur. Trier: ZPID, 1990, 1992 (Bibliographien zur Psychologie 59, 81)

Sexueller Mißbrauch

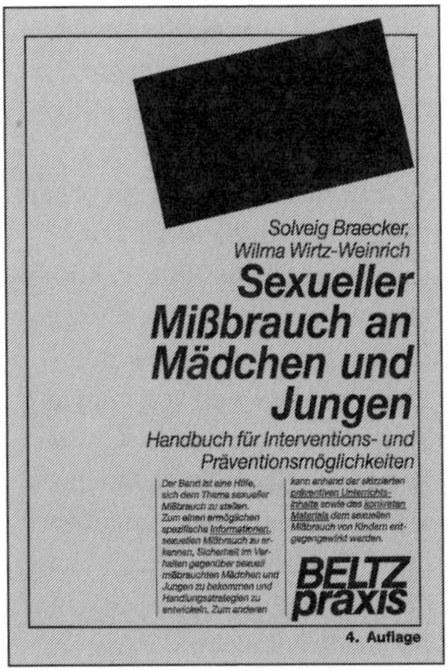

Solveig Braecker/
Wilma Wirtz-Weinrich

Sexueller Mißbrauch an Mädchen und Jungen

Handbuch für Interventions- und Präventionsmöglichkeiten.
4., überarbeitete Auflage 1994.
159 Seiten. Broschiert.
ISBN 3-407-62136-1

Spezifische *Informationen* ermöglichen es, sexuellen Mißbrauch zu erkennen, Sicherheit im Verhalten gegenüber sexuell mißbrauchten Mädchen und Jungen zu bekommen und Handlungsstrategien zu entwickeln. Zum anderen kann anhand der skizzierten *präventiven* Unterrichtsinhalte sowie des *konkreten Materials* dem sexuellen Mißbrauch an Kindern entgegengewirkt werden.

»Das Buch wird vor allem von den Grundschullehrern als kurz gefaßte Anleitung begrüßt werden und auch zum tieferen Eindringen in diesen pädagogischen Bereich ermuntern, der noch zu den ›heißen Eisen‹ gehört.«
Grundschulunterricht

»... das Buch füllt eine Lücke. Es sollte in keiner Schule fehlen.«
Schulverwaltungsblatt für Niedersachsen

BELTZ

Preisänderungen vorbehalten

Beltz Verlag · Postfach 100154 · 69441 Weinheim

B0125